今さら聞けない
歯科用CBCTとCTの読像法

{ 三次元でみる顎顔面領域の正常画像解剖と疾患 }

森本泰宏／金田　隆：監著

クインテッセンス出版株式会社　2017

QUINTESSENCE PUBLISHING

Berlin, Barcelona, Chicago, Istanbul, London, Milan, Moscow, New Delhi, Paris, Prague, São Paulo, Seoul, Singapore, Tokyo, Warsaw

クインテッセンス出版の書籍・雑誌は，歯学書専用通販サイト『歯学書.COM』にてご購入いただけます．

PC からのアクセスは…

歯学書　検索

携帯電話からのアクセスは…
QR コードからモバイルサイトへ

序文

　歯科用コーンビーム（CB）CT は現在および今後の歯科臨床を診断学的側面からリードする重要なツールである．1990年代に当時日本大学におられた新井嘉則先生によりパノラマエックス線装置を改良することで考案されたものである．

　その画像は口内法エックス線写真のクオリティで，断層像を描出することを可能にした．被ばく線量を非常に低く抑えることにも成功した．したがって，歯科診療に携わるものにとって有益な装置であることは疑いようもない．当然，普及率も上昇の一途をたどっている．2008年には全歯科医院のなかで1,000台未満であったが現在は13,000台といわれている．日本の歯科医院は約68,000程度であるので，すでに2割近くの歯科医院に普及しており，その数が上昇することは間違いないと思われる．

　一方，歯科医学教育のなかで CT に関する内容が詳細に説明されるようになってきたのはごく最近である．歯科用 CBCT を購入し，歯科臨床に応用している歯科医師の多くは学生時代を通して CT の画像形成，長所，短所および読像について授業を受けていない．そのため，歯科用 CBCT を利用しているもののその能力を最大限に利用できていない先生方が多いのではないかと思う．

　これまで，多くの CT に関する書籍が出版されているが，正常構造物や読像の基本を記載しているものは少ない．これは主に歯科疾患の診断や治療への応用にばかり注目が集まった結果であると考える．

　そこで，本書は，歯科用 CBCT の購入前，購入直後の初心者と読像について苦手意識をもつ歯科医師にターゲットを絞り，装置を効率良く利用してもらえることに主眼をおいて執筆した．具体的には，使用に際し注意しておくことや CT 読像の基本的な手法について記載している．とくに，読像する際にもっとも大切な正常構造物を詳細に記載し，同時に normal variation といわれる亜型も数多く載せている．基本的正常構造物を理解したうえで，代表的な疾患についても特徴的な所見を記載している．

　また，画像には必要に応じて矢印や矢頭を付け，その画像の解剖図も掲載した．さらに解剖図には矢印や矢頭のほかに読像の指標として疾患や組織などを色分けしている．

　最初は画像のみでは読像できなくても，矢印，矢頭，解剖図を手がかりに繰り返し読像を続け，Chapter 5 の「本書の理解度確認テスト」に挑戦し，自分の読像の得手不得手を把握すれば，日常臨床でも役立つ読像の実力が身につくであろう．

　以上のことから，この本を手に取ってもらえば，多くの先生が抱いておられる CT に対する不安を払拭し，その有効性を引き立ててくれるものと確信している．

　最後になりましたが，本書執筆の機会を与えていただいたクインテッセンス出版株式会社の北峯康充社長，第2書籍編集部の大塚康臣氏および日常臨床で多忙のなか執筆への協力を惜しまなかった医局員達に感謝いたします．

2017年1月

九州歯科大学歯科放射線学分野／森本泰宏

日本大学松戸歯学部放射線学講座／金田　隆

Contents

序文 3

本書で使用した主な歯科用CBCTとCT 6

歯科用CBCT画像の読像方法に関する基本的考え方 ...7
Chapter 1

Ⅰ 関心領域以外も読像する 8

Ⅱ 読像するうえでの基本はaxial像 8

Ⅲ 第一に患者の主訴および読像者の関心領域を評価する 9

Ⅳ 最後に主訴以外の領域を評価する 11

歯科臨床において重要な正常構造物の歯科用CBCT画像とCT画像 ...13
Chapter 2

Ⅰ 歯 14

Ⅱ 歯周組織（歯肉、歯槽骨、歯根膜腔） 17

Ⅲ 歯の発生および萌出と導帯管 19

Ⅳ 頭頸部の代表的なランドマーク 22

1. 脳頭蓋や顔面を構成する三次元像 22

2. 頭蓋骨や顔面骨の縫合 24

3. 頭蓋骨や顔面骨を走行する脈管 25

4. 上顎骨 31

5. 下顎骨 44

Ⅴ 歯科用CBCT画像からみる口腔領域の加齢変化 49

1. 画一的な歯および顎骨の状態の評価 49

2. 混合歯列期 50

3. 永久歯列完成から成人前 51

4. 成人から高齢者 51

上・下顎骨において見落としやすい正常および亜型 (normal variation)の歯科用CBCT画像 …55 Chapter 3

Ⅰ 正常構造物に対する亜型 …………………………………………………………… 56
Ⅱ 上顎洞周囲の脈管や神経 …………………………………………………………… 56
Ⅲ 下顎骨の脈管や神経 ………………………………………………………………… 58
Ⅳ 上下顎骨の骨腫など ………………………………………………………………… 63

歯科臨床において遭遇する代表的疾患の 歯科用CBCT画像およびCT画像 …65 Chapter 4

Ⅰ う蝕 …………………………………………………………………………………… 66
Ⅱ 歯周炎 ………………………………………………………………………………… 68
 1. 根尖性歯周炎 ……………………………………………………………………… 68
 2. 辺縁性歯周炎 ……………………………………………………………………… 71
 3. 歯冠周囲炎 ………………………………………………………………………… 73
Ⅲ 顎骨骨髄炎 …………………………………………………………………………… 74
Ⅳ 囊胞と腫瘍 …………………………………………………………………………… 79
 1. 歯根囊胞 …………………………………………………………………………… 83
 2. 含歯性囊胞 ………………………………………………………………………… 83
 3. 悪性腫瘍 …………………………………………………………………………… 85

本書の理解度確認テスト ―歯科用CBCT・CTの基本知識と読像法の復習― …91 Chapter 5

問題 …………………………………………………………………………………………… 92
正解と解説 …………………………………………………………………………………… 101

索引 …………………………………………………………………………………………… 106
監著者略歴・著者一覧 ……………………………………………………………………… 113

装丁：サン美術印刷株式会社
イラスト：飛田　敏

本書で使用した主な歯科用 CBCT と CT

● 歯科用 CBCT

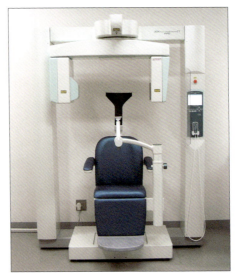

　株式会社モリタ製の 3 DX MULTI-IMAGE MICRO CT FPD 8 である．非常に空間分解能の高い画像を正確に描出する．とくに，4 × 4 cm の撮像ではボクセルサイズが 0.08mm 程度ときわめて小さく，最高レベルの空間分解能をもつ．

　一方で，SN 比も低く，非常に高画質の像をつくり出す．それ以外の大きさの撮像でも非常に高い空間分解能と解像度の画像を示す．歯および歯槽骨などの評価においてなくてはならないモダリティである．

● CT

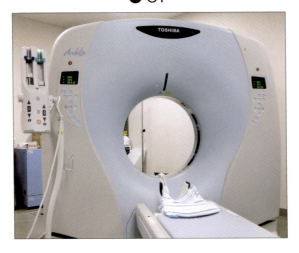

　東芝メディカルシステムズ株式会社の全身用 CT Activion 16 である．16 列の検出器をもつ multi-detector row CT である．最小のボクセルサイズは 0.3mm 程度と非常に小さく，きわめて高いレベルの空間分解能をもつ．同時に画質も良く，口腔および顎骨の評価には欠かせない装置である．

Chapter 1

歯科用CBCT画像の読像方法に関する基本的考え方

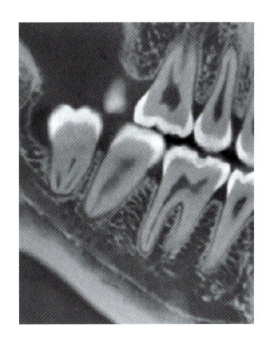

Chapter 1

歯科用 CBCT 画像の読影方法に関する基本的考え方

I 関心領域以外も読像する

　歯科用 CBCT は画像データを1つのボリュームでコンピュータ中に蓄積し，multi-planar reconstruction (MPR) 法を用いてさまざまな断層面(裁断面)として描画します．通常，歯科用 CBCT のデータに付属しているソフトウエアでは axial 像，panorama 像および cross section 像が表示されます(図1-1)．それらの画像をすべて読像すると4×4cm程度の撮像領域でも，かなりの枚数になります．そのため，読像者は基本的に患者の主訴(主に読像者の関心)を自分のもっとも見慣れた画像で評価しがちですが，それ以外の断層画像でも補足診断を行うべきです．

　ただし実際，多くの断層画像には患者の主訴や読像者の関心領域(読像者が病変の存在を疑う領域)以外にも描出されていますから，それ以外の領域は見落とされたままになっている場合が少なくありません．本章では描出領域の見落としを少なくする歯科用 CBCT の一般的な読像法を解説していきます．

■歯科用 CBCT 画像を読像する際の一般的な断層面

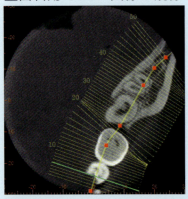
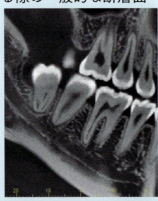

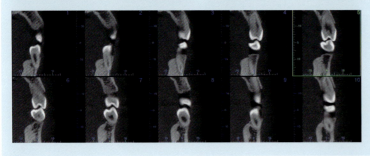

図1-1a〜c　歯科用 CBCT 画像を読像する際の一般的な断層面．歯科用 CBCT 画像を読像する際に用いる断層面には a：axial 断層によるリファレンス画像，b：panorama 像，および c：cross section 像が挙げられる．

II 読像するうえでの基本は axial 像

　図1-1に示したように歯科用 CBCT の断層像として主に使用するものは axial 像，panorama 像および cross section 像です．これらのなかで，撮像時患者の位置をほぼ一定に保つことで axial 像は大体同一のものを得ることができます．また，全身用 CT や MRI でも撮像領域全体を把握するためには axial 像で評価することが一般的です．

　したがって，読像を行う際にはまず axial 像を画面に映すことからスタートする習慣を身につけると良いでしょう(図1-2)．もちろん，根尖部歯根膜腔のわずかな拡大など，頭尾方向の変化は axial 像ではわかりにくく，多くの場合，panorama 像および cross section 像のほうが優位でもあります．その際には，歯科医師が見慣れているパノラマエックス線画像と

■歯科用CBCT画像を読像する際の基本はaxial像

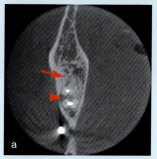
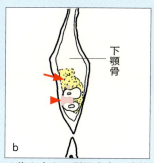

図1-2a, b　患者の主訴および読像者が病変の存在を疑う関心領域のaxial像を中心に頭尾方向へ連続的に評価する．a：下顎右側第一大臼歯部の疼痛を主訴に来院した患者の下顎歯根レベルの歯科用CBCT画像のaxial像．b：aの解剖図．下顎右側第一大臼歯の根尖部歯根膜腔が拡大し，それに連続する骨消失領域がみられる（矢頭）．骨消失領域の周囲には瀰漫性に広がる骨硬化領域も認められる（矢印）．

■panorama像とcross section像

a	b	d
	c	e

図1-3a〜e　a：図1-2の歯科用CBCT画像のaxial像．b：axial像におけるガイドライン（緑色の点線）に一致したpanorama像．c：cross section像．d, e：b, cの解剖図．下顎右側第一大臼歯における歯根膜腔の拡大とそれに連続する骨消失領域が図1-2とは異なった角度より把握できる（矢頭）．骨消失領域周囲に広がる骨硬化領域も把握できる（矢印）．

類似したpanorama像，最後にcross section像を観察すると決めておくと万全な読影ができるでしょう．

このようにあらかじめ読像の順番を決めておくことは論理的な読像を行うために重要です．結果として，これは所見の見落としを減らすことにもつながるのです．

III　第一に患者の主訴および読像者の関心領域を評価する

Axial像を画面に映し出したのち，患者の主訴および読像者が疑う関心領域に対し画面を合わせます（図1-2）．この操作は歯の形態，正常構造物などを指標として行う必要があります．病変の有無

Chapter 1
歯科用CBCT画像の読影方法に関する基本的考え方

■ 断層面の適切な位置への変更

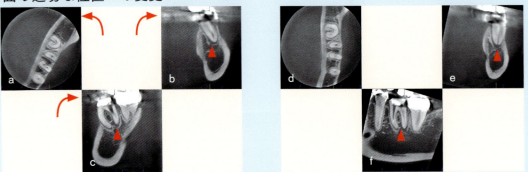

図1-4 a〜f　歯科用CBCT画像を読像する際，断層面を適切な位置に変更することの重要性を示す．a：デフォルトで示されたaxial像．b：cross section像．c：panorama像．d〜f：a〜cが対象としている歯の断層面に対して適切ではないため角度や方向を調整した画像．下顎左側第一大臼歯の根尖部における歯根膜腔の拡大がみやすくなったことがわかる（矢頭）．

■ 断層面ごとの画像

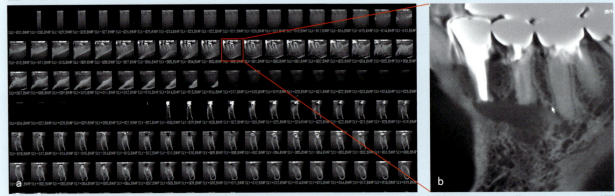

図1-5 a, b　歯科用CBCT画像の撮像枚数は非常に多い．この装置では4×4cmの領域を撮像した画像がさまざまな断層面ごとに多数あることを示している．a：panorama像の1枚．b：この1枚の拡大画像．

（存在診断）や性状（質的診断）を判断するために正常CT画像解剖を正確に認識しておかねばならない理由がここにあります．つぎに，同部のaxial像と一致したpanorama像およびcross section像をソフトウエアのガイドラインを利用して表示しますが（図1-3），注意すべきことは，panorama像とcross section像が患者ごとに変わらないように角度や方向を適切に調整することです（図1-4）．

ソフトウエアごとに調整法が異なるため説明書などを参考にして準備する必要があります．合わせた領域の裁断面で正常解剖像とは異なる所見を拾い上げ，存在診断を行います．さらに，部位診断（病変の広がりを評価）や質的診断（病理学的診断に近づける評価）につなげていきます．axial像のみでも診断が可能であるケースが多いのですが，panorama像およびcross section像を加えることで頭尾，近遠心および頬舌方向も正確に評価できるのです．

図1-2の歯科用CBCT画像は下顎右側第一大臼歯を描画しています．同歯の根尖部歯根膜腔は拡大し，それに連続する骨消失領域がみられます．骨消失領域の周囲には瀰漫性に広がる骨硬化領域も認められます．

この段階で下顎右側第一大臼歯が原因の根尖性歯周炎とそれに続発した慢性硬化性骨髄炎という診断がほぼ得られるのです．

■ 主訴領域以外の評価の重要性

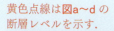
黄色点線は図a〜dの断層レベルを示す．

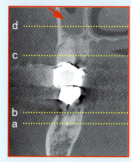
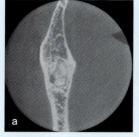
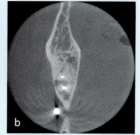
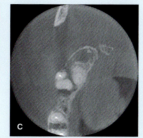
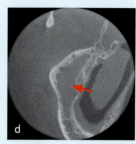
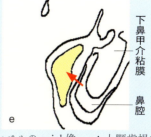

図1-6a〜e　a：歯科用CBCT画像での下顎歯根尖レベルのaxial像．b：下顎歯根中央レベルのaxial像．c：上顎歯根中央レベルのaxial像．d：上顎洞底レベルのaxial像．e：dの解剖図．撮像全範囲の画像をすべて評価することで患者の主訴とは異なる領域に病変を検出する場合も多い．図1-2と同一の症例であるが，右側上顎洞底まで検査されていたため，同部まで評価した．その結果，右側上顎洞底に一層の軟組織様構造物を認めた（矢印）．これは上顎洞炎による粘膜肥厚である．

IV　最後に主訴以外の領域を評価する

本章のはじめにも述べたように4×4cmの領域を撮像した歯科用CBCTでさえかなりの枚数が作製されます（図1-5）．そのため，はじめに患者の主訴や読像者の関心領域を正確に評価，診断することは当然でしょう．しかし，画像にはそれ以外の領域も描出されており，その評価を行わないと多くの疾患が見落とされることになります．

見落としを避けるためには読像者が主訴や関心領域だけではなく，描出されている領域をすべて評価しておくことが必要です．そのためにも描画される部分の正常構造物を理解しておく必要があるのです．読像に際してはaxial画像を中心にすべての画像を1枚1枚評価しなければなりません（図1-6）．

海外では歯科用CBCT画像に表示されている主訴以外の領域に見落としがあった場合，訴訟に発展するケースもあります．今後，日本でも同様のことが起きる可能性は否定できないでしょう．

図1-6は図1-2と同一の症例ですが，右側上顎洞底まで検査されていたため，同部まで評価しました．その結果，右側上顎洞底に一層の軟組織様構造物を認めました．上顎洞炎による粘膜肥厚と考え，経過観察としていますが，このような疾患を見落としてはならないのです．

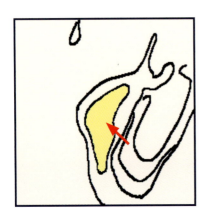

Chapter 2

歯科臨床において
重要な正常構造物の
歯科用 CBCT 画像
と CT 画像

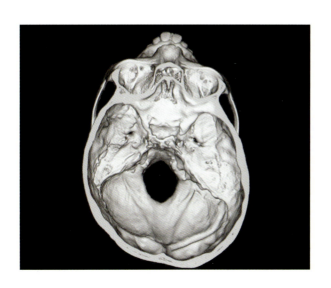

Chapter 2

歯科臨床において重要な正常構造物の歯科用 CBCT 画像と CT 画像

I 歯

　口内法エックス線画像では歯の立体構造を影絵として平面に映し出すことしかできません．しかし，歯科用 CBCT 画像では axial 像，panorama 像および cross section 像を表示することで歯の形態を三次元的に捉えることができるのです(図 2-1)．

　もちろん，歯科用 CBCT 画像は画像データを 1 つのボリュームとしてコンピュータ中に蓄積しているため volume rendering 法を用いて三次元表示することも可能です．したがって，歯や根管の形態を立体的に表示することができます．前歯および臼歯の歯冠，歯根の概形から切端，基底部および咬合面形態などを立体的に把握できます(図 2-2)．

　歯は組織学的にエナメル質，象牙質，セメント質，歯髄に分類されます(図 2-3)．また歯肉，歯根膜および歯槽骨といった歯周組織に取り囲まれています．セメント質は発生学的に歯周組織に含まれ，エナメル質は歯冠の最表層を 2 mm 程度覆っています．その 96% 程度は主にハイドロキシアパタイト結晶を

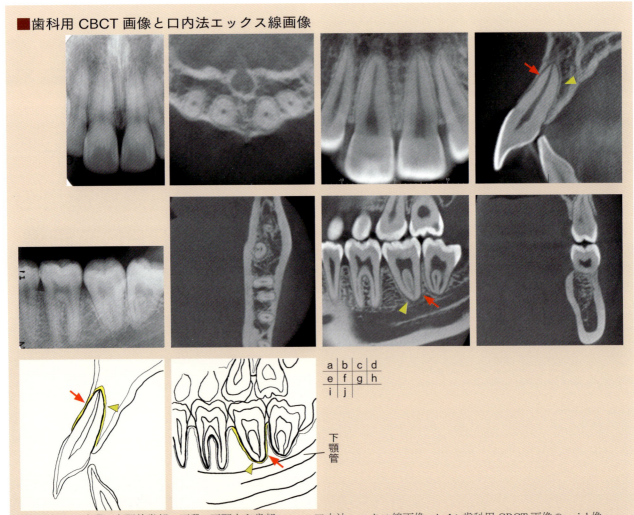

■歯科用 CBCT 画像と口内法エックス線画像

図 2-1 a〜j　上段：上顎前歯部．下段：下顎大臼歯部．a, e：口内法エックス線画像．b, f：歯科用 CBCT 画像の axial 像．c, g：panorama 像．d, h：cross section 像．i, j：d, g の解剖図．歯科用 CBCT 画像は歯と歯周組織の形態および内部構造を描画された断層方向で正確に把握できる．口内法エックス線画像は二次元画像のため撮像方向に対して重なった情報しか得ることができない．歯根膜腔は low density line(低密度を示す線状像・赤矢印)として，歯槽硬線はその周囲を取り囲む high density line(高密度を示す線状像・黄矢頭)として認められる．

■歯科用CBCT画像のデータを用いた三次元画像

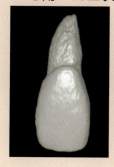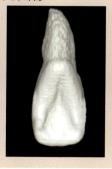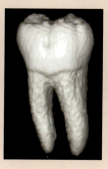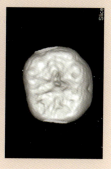

図2-2a〜d　a：上顎中切歯唇面観．b：口蓋側面観．c：下顎第一大臼歯頬側面観．d：咬合面観．歯科用CBCT画像では歯の形態を三次元的に把握することができる．

■歯および歯周組織

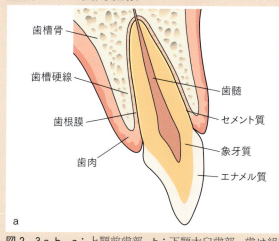
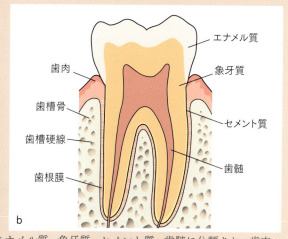

図2-3a,b　a：上顎前歯部．b：下顎大臼歯部．歯は組織学的にエナメル質，象牙質，セメント質，歯髄に分類され，歯肉，歯根膜および歯槽骨により取り囲まれている．

中心とした無機質で，残りは水と有機質です．

　象牙質は歯の構造の大部分を構成しており，無機質の含有量は約70％です．エナメル質と象牙質とでは無機質の含有量が大きく異なるためエックス線不透過性の程度を視覚的に確認できます．

　歯科用CBCT画像でもエナメル質と象牙質の相違をdensity（密度）の違いとして視覚的に確認できます（図2-1参照）．歯根の表層は約0.1mmから0.5mm程度のセメント質で覆われており，年齢や歯の状態により厚みを増すことが多いのです[1]．

　セメント質は無機質の含有量が約65％であるため，象牙質とセメント質では無機質の含有量に大きな差異はありません．したがって，両者の相違を歯科用CBCT画像でdensityの違いとして描画することはできません．

　歯冠および歯根の中心部の歯髄は，歯に栄養を供給するため脈管が発達しており，同部には神経の走行と感覚受容器の存在が確認されています．歯髄は軟組織であり，水と同程度のエックス線の吸収値を示します．その存在している領域は歯髄腔と呼ばれ，エックス線透過性を示します．歯科用CBCT画像でも歯内の空洞としてその形態が確認できます（図2-1参照）．

　歯髄腔の形態は複雑ですから，内部構造の把握には歯科用CBCT画像が有用です．とくに上下顎の小臼歯や大臼歯に対して有効となります．というのも臼歯では歯根が3根，4根であったり，根管内が分岐していたりという個人ごとのvariationが非常に多いからです．たとえば，上顎第一大臼歯は3根ですが，近心頬側根の6割以上は2根管です．しかし，口内法エックス線画像では2根管の検出率は40％程度なのです[2]．一方，歯科用CBCT画像では

Chapter 2

歯科臨床において重要な正常構造物の歯科用 CBCT 画像と CT 画像

■ 上顎左側第一大臼歯の近心頬側根管の数

a	b
c	d

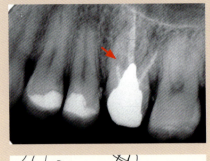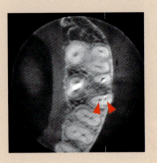

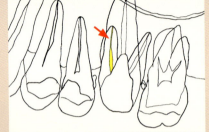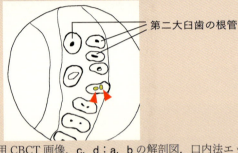

第二大臼歯の根管

図 2-4a～d　a：上顎第一大臼歯の口内法エックス線画像．b：歯科用 CBCT 画像．c, d：a, b の解剖図．口内法エックス線画像では判断できない上顎左側第一大臼歯の近心頬側根管の数も（矢印）歯科用 CBCT 画像からは 2 根管であることがわかる（矢頭）．

■ 下顎右側第二大臼歯の樋状根

a	b
c	d

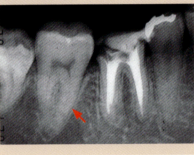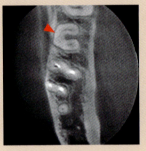

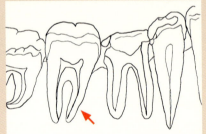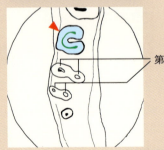

第一大臼歯の根管

図 2-5a～d　a：下顎第二大臼歯の口内法エックス線画像．b：歯科用 CBCT 画像．c, d：a, b の解剖図．口内法エックス線画像では下顎右側第二大臼歯が樋状根であることが判断できないが（矢印），歯科用 CBCT 画像からは樋状根であることがわかる（矢頭）．

2 根管の検出率は 90％程度確認できると報告されています[3]（図 2-4）．

さらに，歯内療法を行う際に注意を要する樋状根も歯科用 CBCT 画像であれば，その形態を事前に把握しておくことができます（図 2-5）．う蝕の進行程度を正確に判断する際にはエナメル質，象牙質および歯髄腔の相違を視覚的に確認できることは有効です．

■根尖部歯根膜腔の拡大と骨消失領域

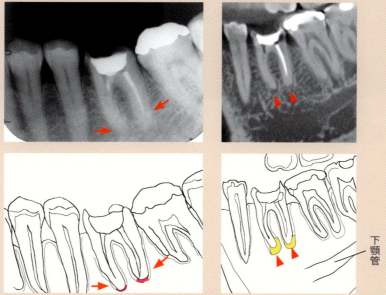

図2-6a〜d　a：根尖性歯周炎を示す口内法エックス線画像．b：歯科用CBCT画像．c,d：a,bの解剖図．口内法エックス線画像では判断の難しい下顎左側第一大臼歯の根尖部歯根膜腔の拡大（矢印）とそれに連続する骨消失は判断が難しい．歯科用CBCT画像からは認めることができる（矢頭）．さらに歯根膜腔が拡大している領域の歯槽硬線が消失していることもわかる（矢頭）．

II　歯周組織（歯肉，歯槽骨，歯根膜腔）

　前述したように歯の周囲を取り囲んでいる歯周組織は歯肉，歯槽骨および歯根膜から構成されています（図2-3参照）．また，発生学的にセメント質も歯周組織に加えられます．歯は歯槽骨とシャーピー線維からなる歯根膜を介して関節を形成しているので，口内法エックス線画像で歯と歯槽骨の間には一層のエックス線透過帯がみられ，歯根膜腔と呼ばれます（図2-1参照）．

　その正常の厚みは0.2mm程度であり，0.5mmを超えると歯根膜腔の拡大と判断されます[1]．

　この数値は歯根膜腔の拡大を診断するうえで1つの目安となるので覚えておくと良いでしょう．根尖性歯周炎，辺縁性歯周炎および外傷にともなう歯の脱臼などが生じると歯根膜腔の拡大がみられます（図2-6）．

　歯根膜腔は歯科用CBCT画像のaxial像では歯を取り囲む歯槽骨との間の低密度領域（low density area）として認められます（図2-1参照）．panorama像およびcross section像でも歯と歯槽骨との間に一層のlow density areaとして確認できます．

　歯と歯根膜腔を介して関節形成している歯槽骨の最表層は骨密度が若干高く，皮質骨様のため，口内法エックス線画像では歯槽硬線や白線と呼ばれ，不透過性の線状像として認められます（図2-1参照）．

　歯科用CBCT画像でも歯根膜腔周囲の歯槽骨は一層の高密度を示す線状像（high density line）として歯を取り囲むように認められるので（図2-1参照），口内法エックス線画像と同様に歯槽硬線や白線と呼ばれます．

　歯槽硬線も歯根膜腔と同様，歯科臨床において重要な構造物です．前述した根尖性歯周炎や辺縁性歯周炎が歯根膜腔を拡大したのち，歯槽骨に波及していくと歯槽硬線が消失するからです（図2-6）．

　歯槽硬線の消失は歯槽骨への疾患の波及を示唆する重要な画像所見です．正常の歯槽骨頂部はセメント-エナメル境から約1.5mm程度根尖側です[1]（図

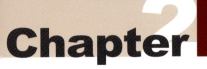

歯科臨床において重要な正常構造物の歯科用 CBCT 画像と CT 画像

■ 近心部歯槽骨の消失

a	b	c	d
e		f	

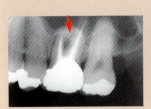
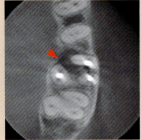
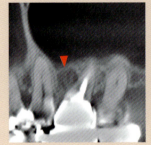
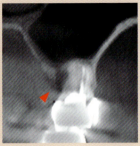
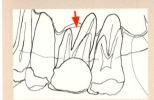
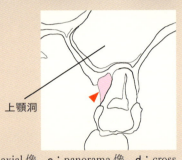

上顎洞

図2-7a〜f　a：辺縁性歯周炎を示す口内法エックス線画像．歯科用CBCT画像のb：axial像，c：panorama像，d：cross section像．e, f：a, dの解剖図．口内法エックス線画像では判断が難しい上顎左側第一大臼歯の近心部歯槽骨の消失（矢印）が，歯科用CBCT画像からはわかる（矢頭）．

■ 下顎大臼歯部

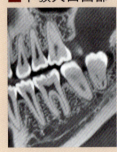
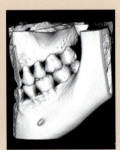
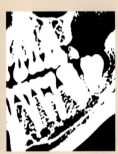

a | b | c

図2-8a〜c　a：下顎大臼歯部における歯科用CBCT画像のpanorama像．b：三次元画像．c：二次元像の二値化像．歯槽骨の骨梁は顎骨に働く力学的応力に対応した構造を示している．

2-1, 3参照）．セメント-エナメル境から頂部歯槽骨までの距離がこの値を超えるということは，頂部歯槽骨の消失を意味します．したがって，1つの基準として理解しておく必要のある数値でしょう．頂部歯槽骨の消失を示す代表的疾患として辺縁性歯周炎による骨吸収が挙げられます（図2-7）．

歯槽骨は皮質骨と海綿骨から構成され，海綿骨は骨梁と骨髄よりつくられています．歯槽骨の表面は皮質骨に覆われており，その厚みは正常な下顎骨では3mm程度です[4]．上顎骨のほうが薄く，正常であれば上顎骨および下顎骨とも皮質骨の厚みを画像で正確に捉えることが可能です．とくに歯科用CBCT画像ではaxial像，panorama像およびcross section像でも数ミリの厚さで確認できます（図2-1参照）．

したがって，その厚みが菲薄化したり，肥厚したりしていたら疾患の存在を疑うべきでしょう．歯槽骨の骨梁は顎骨に働く力学的応力に対応していて歯科用CBCT画像で，その状態を簡素化して表現することもできます（図2-8）．

さらにこの立体構造を解析することで咬合力の方向や骨梁の強度を評価することも可能です．小児期に顎骨は赤色骨髄（造血骨髄）より黄色骨髄（脂肪髄）へと変化します．黄色骨髄はエックス線の吸収値が

■歯嚢，歯様構造物を含む類円形の透過像

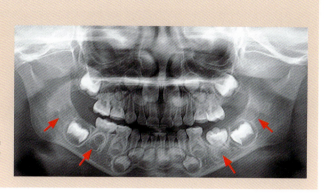

図2-9　3歳女児のパノラマエックス線画像．歯が石灰化する前後の歯嚢(矢印)が類円形の透過像もしくは歯様構造物を含む類円形の透過像として認められる．

低い脂肪組織であるため，骨梁が疎な海綿骨はエックス線透過性が強まります．歯科用CBCT画像では低密度を示します．

ときには脂肪変性と病変による骨梁の消失とを鑑別しにくい症例に遭遇することもありますが，その際には詳細に骨梁形態を解析し，不規則な消失の有無を同定することが重要となります．

歯肉は歯槽骨全体を覆っていて正常の歯肉の厚みは2～3mm程度であり，口内法エックス線画像や歯科用CBCT画像で描出できます．しかし，口内法エックス線画像は撮像条件によって描出程度は大きく異なり歯肉の状態を正確に評価することは困難です(図2-1参照)．また歯科用CBCT画像でも歯肉は描出されますが，あくまで軟組織を評価する画像ではないことを認識しておくべきでしょう．

III　歯の発生および萌出と導帯管

歯の発生は胎生6週半頃，将来歯列になる口腔上皮が落ち込むことで歯堤がつくられることが起源です[5]．歯堤は形態を変えることでエナメル器と呼ばれ，その内側は歯乳頭と呼ばれ，外胚葉由来の間葉細胞が集まってきます．

エナメル器はエナメル質，歯乳頭は象牙質の原基です．エナメル器と歯乳頭は独立したものではなく両者を併せて歯胚と呼び，結合組織鞘である歯小嚢に包まれています．この構造が歯の原基であり，エックス線画像上，類円形の透過像として確認されます(図2-9)．

歯乳頭より象牙質が，引き続きエナメル器よりエナメル質が形成され，さらにエナメル器の両端であるHertwig上皮鞘から，歯根が形成されます．この過程が進行すると画像上ではエナメル質に被覆され，大部分が象牙質から構成された歯冠と形成中の歯根およびその内部に歯髄腔をもつ歯様構造物が認められるようになります．

この形成中の歯は類円形の透過像のなかに認められます．セメント質はエナメル質や象牙質よりずっと遅れ，歯小嚢から分化したセメント芽細胞により歯根表面に形成されます．セメント質以外の歯小嚢の細胞は線維芽細胞や骨芽細胞となり，それぞれ歯根膜や歯槽骨を形成します．

若干の個人差はありますが，歯の形成，石灰化の時期はおおよそ決まっていて，歯牙年齢として小児の成長を評価する一指標となっています(表2-1)．

歯の原基，歯の石灰化および歯の萌出状態を評価するためには顎骨を総覧的に描出できるパノラマエックス線画像を用いるべきでしょう(図2-9)．

ヒトの歯は代生するため，6歳頃までは乳歯が口腔内で咀嚼などの機能を果たします．その間に永久歯は歯槽頂部から少し離れた歯槽骨内で徐々に形成され，ある程度歯として完成された状態で，歯根の形成とともに萌出してきます．

永久歯には歯の形成が行われる場所から歯槽頂部

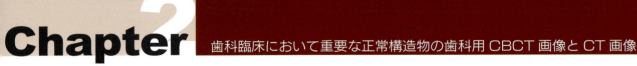

Chapter 2

歯科臨床において重要な正常構造物の歯科用 CBCT 画像と CT 画像

表 2-1　小児の成長を表す歯牙年齢

	歯の名前		歯胚の形成	石化以下の開始	上顎の歯の萌出時期	下顎の歯の萌出時期
乳歯	乳中切歯	A	胎生5週	胎生18週	10か月	8か月
	乳側切歯	B	胎生6週	胎生19週	1歳	11か月
	乳犬歯	C	胎生7週	胎生20週	1歳7か月	1歳6か月
	第一乳臼歯	D	胎生8週	胎生21週	1歳4か月	1歳5か月
	第二乳臼歯	E	胎生9週	胎生22週	2歳	2歳3か月
永久歯	中切歯	1	胎生5か月	生後4か月	7～8歳	6～7歳
	側切歯	2	胎生5か月	生後4か月	8～9歳	7～8歳
	犬歯	3	胎生6か月	生後4か月	9～11歳	9～11歳
	第一小臼歯	4	出生直後	1歳8か月	9～11歳	9～11歳
	第二小臼歯	5	生後8か月	2歳4か月	10～12歳	10～12歳
	第一大臼歯	6	胎生4週	出生直後	6～7歳	6～7歳
	第二大臼歯	7	生後7か月	2歳11か月	11～13歳	12～14歳
	第三大臼歯	8	4歳	7～10歳	思春期以降	思春期以降

■ 6つの楕円形 bone defect area

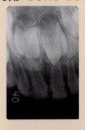
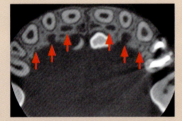
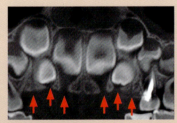
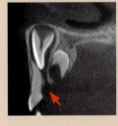
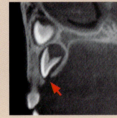
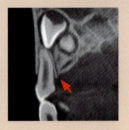
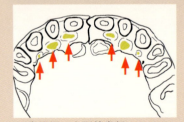
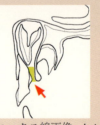

図 2-10a～h　a：4歳男児の上顎前歯部における口内法エックス線画像．b：歯科用 CBCT 画像における axial 像．c：panorama 像．d～f：cross section 像．g, h：b, d の解剖図．口内法エックス線画像では確認できないが，歯科用 CBCT 画像の axial 像からは上顎前歯部における乳歯列の口蓋側に6つの楕円形 bone defect area として導帯管が認められる（矢印）．また coronal 像および cross section 像では導帯管が歯嚢から歯槽頂部に連続する管状の bone defect area として確認できる（矢印）．

まで萌出を誘導する道標が存在します．この構造は導帯管と呼ばれ，歯科用 CBCT 画像で確認できます[6]．これが歯嚢から歯槽頂部までの骨内を貫通する線維性結合組織です．ただし，口内法エックス線

■歯嚢から歯槽頂部に連続する管状の bone defect area

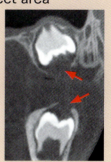
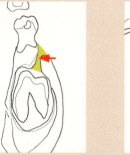
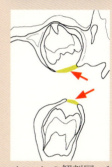

図2-11a〜d　a,b：上下顎臼歯部における歯科用 CBCT 画像．c,d：a,b の解剖図．10歳男児の上下顎大臼歯の歯嚢から歯槽頂部に連続する管状の bone defect area として導帯管を認める（矢印）．

■犬歯導帯管の走行

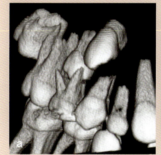
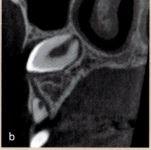
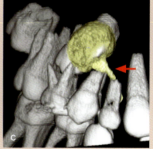
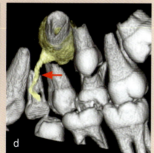

図2-12a〜d　a：上顎犬歯部における歯科用 CBCT 画像の三次元画像．b：cross section 像．c,d：導帯管の走行を示す三次元画像（c：唇側面観，d：口蓋側面観）．歯の萌出遅延が主訴で来院した12歳男児．上顎右側犬歯の導帯管開口部は正常であるが，管の走行は上顎右側第一小臼歯と上顎右側乳犬歯の根尖側を通過し，上顎右側乳犬歯の口蓋側に開口している（矢印）．

画像やパノラマエックス線画像ではあまり描出されません（図2-10）．

歯科用 CBCT 画像の axial 像ではとくに上下顎前歯部において乳歯列の口蓋側に開口する6つの管状骨欠損領域（bone defect area）として観察できます．Cross section 像では上顎中切歯の導帯管は切端に近接する歯嚢から連続して，歯槽頂部まで骨内を走行する管状 bone defect area として描出されます（図2-10）．

上下顎大臼歯でも，歯冠表面に近接する歯嚢から歯槽頂部まで連続する管状 bone defect area として認めることができます（図2-11）．

導帯管は歯の萌出路であるため，萌出不全を考えるうえで重要です．歯の萌出障害の原因の1つとして導帯管の走行がほかの歯や腫瘍によって彎曲している症例もみられます[7]（図2-12）．

過剰埋伏歯では画像上，導帯管が描出されにくい症例が多く，埋伏の原因とも考えられています．さ

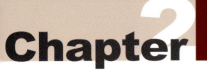

歯科臨床において重要な正常構造物の歯科用 CBCT 画像と CT 画像

■ 導帯管内の歯牙腫

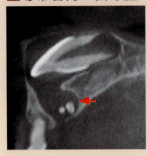
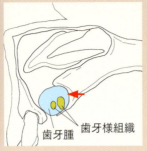

a | b

歯牙腫 歯牙様組織

図 2-13a, b　a：歯牙腫を有する患者の上顎前歯部における歯科用 CBCT 画像．b：a の解剖図．歯の萌出遅延が主訴で来院した10歳男児．導帯管内に歯牙腫が形成され，歯の萌出障害を誘発していると考えられる（矢印）．

らに小田らの研究から，導帯管内に一致して歯牙腫が形成されていることが明らかとなり，その発生原因として注目が集まっています[7]（図 2-13）．

歯牙腫以外の歯原性腫瘍や囊胞の発生にも導帯管が関与している可能性が示唆され，現在注目され始めています[8]．

Ⅳ　頭頸部の代表的なランドマーク

開発当初，歯科用 CBCT 画像の短所として撮像範囲が制限されていることが挙げられていました．しかし，現在では改良が進み，広範囲の撮像が可能な装置も登場しています．それにともない歯科用 CBCT 画像を読像するためには歯の周囲組織，上下顎骨のみではなく頭蓋底を含む頭蓋・顔面骨についても理解しておくことが必要となっています．

この項目では以下，上下顎骨を中心に頭蓋・顔面骨の歯科用 CBCT 画像および CT 画像の解剖を解説していきます．

1．脳頭蓋や顔面を構成する骨の三次元像

CT 画像により上下顎骨を含む頭蓋・顔面骨の三次元画像を作製すると脳頭蓋や顔面を構成する骨を把握しやすくなります．

脳頭蓋を構成する骨は前頭骨，1対の頭頂骨，後頭骨，1対の側頭骨，蝶形骨，篩骨，1対の下鼻甲介，1対の涙骨，1対の鼻骨および鋤骨です．そして顔面を構成する骨は1対の上顎骨，1対の口蓋骨，1対の頬骨，下顎骨および舌骨です（図 2-14）．

これらの骨のなかで骨内が広範囲に含気しているものがあり，CT 画像では空気密度の領域（air

■ 頭蓋骨と顔面骨

a | b | c

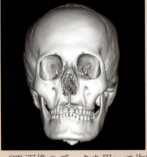
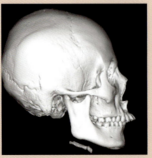
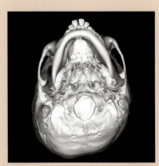

図 2-14a～c　CT 画像のデータを用いて作製した頭蓋骨および顔面骨の三次元画像．a：正面観．b：側面観．c：底面観．頭蓋を構成する骨は前頭骨，1対の頭頂骨，後頭骨，1対の側頭骨，蝶形骨，篩骨，1対の下鼻甲介，1対の涙骨，1対の鼻骨および鋤骨であることが立体的にわかる．顔面を構成する骨は1対の上顎骨，1対の口蓋骨，1対の頬骨，下顎骨および舌骨であることが立体的にわかる画像である．

■ 上顎洞

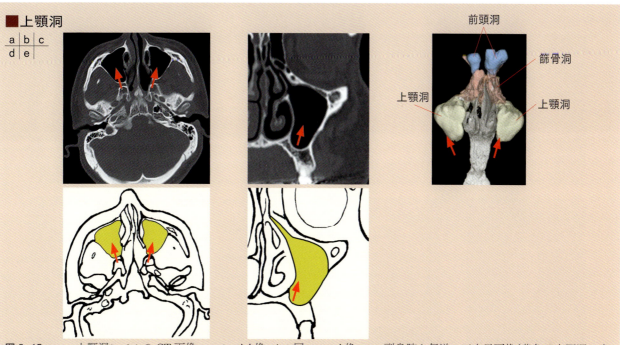

図2-15a〜e 上顎洞レベルのCT画像．a：axial像．b：同coronal像．c：副鼻腔と気道の三次元画像（黄色は上顎洞，赤色は篩骨洞，青色は前頭洞）．d, e：a, bの解剖図．上顎洞は上顎骨の大部分を占め，逆ピラミッド型のair density areaである（矢印）．axial像では上顎洞前壁，内側壁および後壁を一辺とする三角形状のair density areaである．cross section像では逆三角形型のair density areaである．

■ 前頭洞，篩骨洞，蝶形骨洞

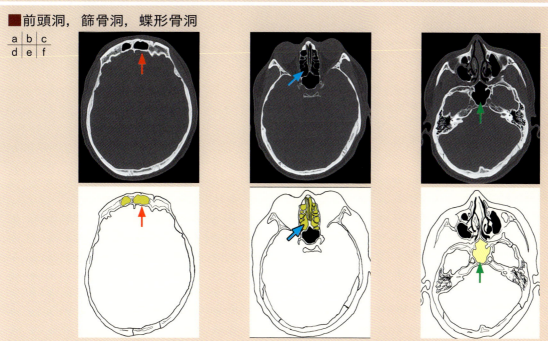

図2-16a〜f 前頭洞，篩骨洞，蝶形骨洞レベルのCT画像．前頭洞は前頭骨内に楕円形のair density areaとして認められる（a, dの赤矢印）．b：篩骨洞は鼻腔上方に縦長に広がるbone defect areaであり，内部は隔壁様構造により小さな小部屋に分かれている（b, eの青矢印）．篩骨蜂巣と呼ばれる．c：蝶形骨洞は鼻腔後方のair density areaである（c, fの緑矢印）．d〜f：a〜cの解剖図．

density area）として認められます．上顎骨内は上顎洞，蝶形骨内には蝶形骨洞，篩骨内には篩骨洞，前頭骨内には前頭洞が形態はさまざまですが，air density areaを有しています（図2-15, 16）．

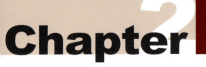

歯科臨床において重要な正常構造物の歯科用 CBCT 画像と CT 画像

■冠状縫合, 矢状縫合, ラムダ縫合, 鱗状縫合

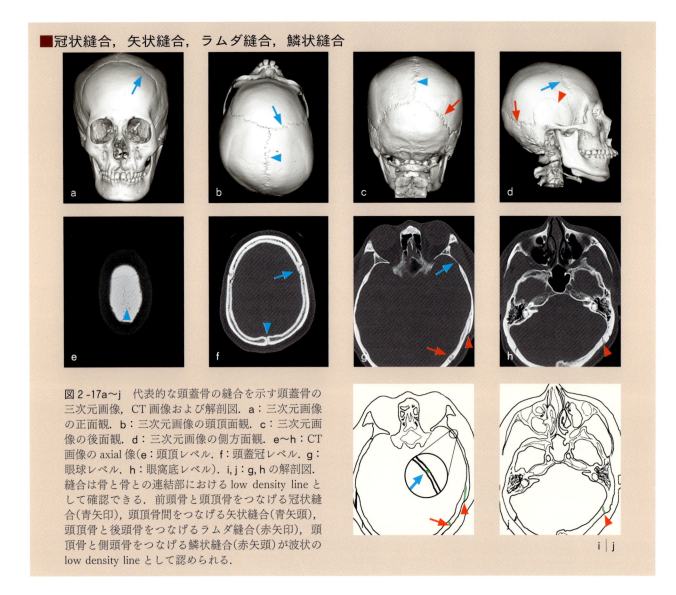

図 2-17a〜j　代表的な頭蓋骨の縫合を示す頭蓋骨の三次元画像, CT 画像および解剖図. a：三次元画像の正面観. b：三次元画像の頭頂面観. c：三次元画像の後面観. d：三次元画像の側方面観. e〜h：CT 画像の axial 像(e：頭頂レベル. f：頭蓋冠レベル. g：眼球レベル. h：眼窩底レベル). i, j：g, h の解剖図. 縫合は骨と骨との連結部における low density line として確認できる. 前頭骨と頭頂骨をつなげる冠状縫合(青矢印), 頭頂骨間をつなげる矢状縫合(青矢頭), 頭頂骨と後頭骨をつなげるラムダ縫合(赤矢印), 頭頂骨と側頭骨をつなげる鱗状縫合(赤矢頭)が波状の low density line として認められる.

2. 頭蓋骨や顔面骨の縫合

　頭蓋骨と顔面骨は単一骨の複合体です. そのため, 個々の骨がお互いに接している部分は線維性結合組織によってつながっており縫合と呼ばれています.

　縫合は CT 画像では骨と骨との連結部におけるエックス線低吸収線状像(low density line)として確認できます(図 2-17, 18).

　頭蓋骨の代表的な縫合は, 前頭骨と頭頂骨をつなげる冠状縫合, 1 対の頭頂骨をつなげる矢状縫合, 頭頂骨と後頭骨をつなげるラムダ縫合, 頭頂骨と側頭骨をつなげる鱗状縫合が挙げられます(図 2-17).

　新生児では脳の発育のためこれらの縫合が完全に密着されていない状態でみられ, 大泉門や小泉門と呼ばれます. 顔面骨の縫合は CT 画像を読像する際によく遭遇します. もっとも代表的なものは 1 対の上顎骨をつなげる正中口蓋縫合が挙げられます(図 2-18).

　それ以外にも頬骨と上顎骨をつなげる頬骨上顎縫合, 前頭骨と上顎骨をつなげる前頭上顎縫合, 鼻骨と上顎骨をつなげる鼻骨上顎縫合, 前頭骨と鼻骨をつなげる前頭鼻骨縫合, 1 対の鼻骨をつなげる鼻骨縫合, 涙骨と上顎骨をつなげる涙骨上顎縫合, 蝶形骨と前頭骨をつなげる蝶前頭縫合, 蝶形骨と頬骨をつなげる蝶頬骨縫合などもみられます(図 2-18).

■ 正中口蓋縫合，頬骨上顎縫合，涙骨上顎縫合，鼻骨上顎縫合，鼻骨縫合，前頭鼻骨縫合，前頭上顎縫合

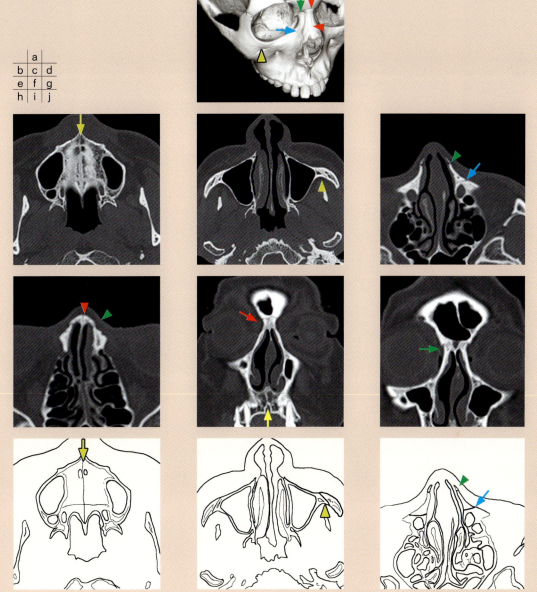

図2-18a〜j　a：代表的な顔面骨の縫合を示すCT画像による頭蓋骨の三次元画像．b〜g：頭蓋骨の縫合を示すCT画像．b〜e：axial像（b：口蓋レベル．c：上顎洞レベル．d：眼球下方レベル e：篩骨洞レベル）．f, g：coronal像（f：鼻骨レベル．g：上顎洞レベル）．h〜j：b〜dの解剖図．上顎骨間をつなげる正中口蓋縫合（黄矢印），頬骨と上顎骨をつなげる頬骨上顎縫合（黄矢印），涙骨と上顎骨をつなげる涙骨上顎縫合（青矢印），鼻骨と上顎骨をつなげる鼻骨上顎縫合（緑矢頭），鼻骨間をつなげる鼻骨縫合（赤矢頭），前頭骨と鼻骨をつなげる前頭鼻骨縫合（赤矢印），および前頭骨と上顎骨をつなげる前頭上顎縫合（緑矢印）がlow density lineとして認められる．

3．頭蓋骨や顔面骨を走行する脈管

　頭蓋骨や顔面骨の骨にはそれぞれ動・静脈が走行する溝がみられます．CT画像では管状のbone defect areaや陥凹として観察されます．

　頭蓋冠を構成する骨にみられる溝の代表例としては中硬膜動脈溝，上矢状洞溝，横洞溝およびS状洞溝が挙げられます．溝の代表例を含め多数の動・静脈や神経が脳内と脳外とを脈管を通し交通してい

Chapter 2
歯科臨床において重要な正常構造物の歯科用CBCT画像とCT画像

■頭蓋骨内部の中硬膜動脈溝，上矢状洞溝，横洞溝，S状洞溝

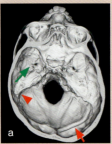
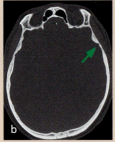
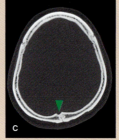
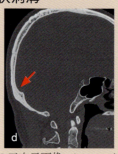
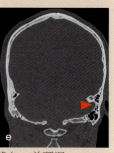

図2-19a〜e　a：代表的な頭蓋骨の脈管を示すCT画像による頭蓋骨内部の三次元画像．b, c：axial像（b：前頭洞レベル．c：頭蓋冠レベル）．d：sagittal像（正中レベル）．e：coronal像（大後頭孔レベル）．頭蓋冠を構成する骨に管状のbone defect areaもしくは陥凹として中硬膜動脈溝（緑矢印），上矢状洞溝（緑矢頭），横洞溝（赤矢印）およびS状洞溝（赤矢頭）が認められる．

■篩孔

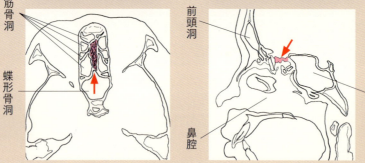

図2-20a〜d　篩孔を示すCT画像．a：眼球レベルのaxial像．b：正中レベルのsagittal像．c, d：a, bの解剖図．篩骨洞中央の篩板周囲に多数の点状bone defect areaとして部に篩孔が認められる（矢印）．篩孔を介して嗅神経が交通する．

ます．そのため頭蓋骨と顔面骨との境である頭蓋底にはこれら多数の脈管が交通するための孔が存在し，CT画像上に描出されます（図2-19）．

頭蓋底では，前頭骨と篩骨より構成される前頭蓋窩，蝶形骨と側頭骨から構成される中頭蓋窩，後頭骨から構成される後頭蓋窩と大まかに分けると孔の存在が理解しやすくなります[4]．

前頭蓋窩には嗅神経が交通する篩孔が，篩板周囲に多数の点状bone defect areaとして認められます

（図2-20）．中頭蓋窩には数多くの代表的な孔がみられます．蝶形骨内から眼窩へ交通する視神経管は前床突起の下方を走行する管状のbone defect areaとしてみられます（図2-21）．上眼窩裂は眼窩上方を裂状に引き裂くbone defect areaとしてみられます（図2-22）．蝶形骨と翼口蓋窩をつなぐ正円孔は蝶形骨を前方に貫通する管状のbone defect areaです．

歯科臨床と関連性の深い下顎神経が交通する卵円

今さら聞けない歯科用 CBCT と CT の読像法

■視神経管

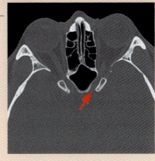
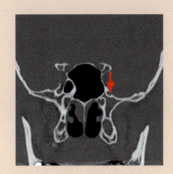
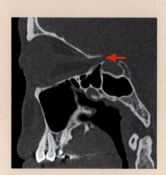
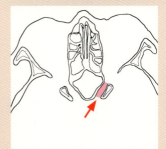

図2-21a〜d　視神経管を示すCT画像．a：眼球レベルのaxial像．b：下顎枝レベルのcoronal像．c：上顎小臼歯レベルのsagittal像．d：aの解剖図．前床突起の下方を走行する管状のbone defect areaとして蝶形骨から眼窩を交通する視神経管が認められる（矢印）．

■上眼窩裂

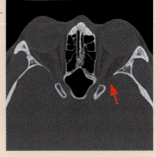
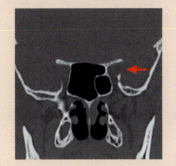
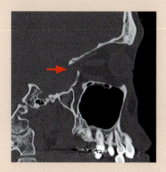
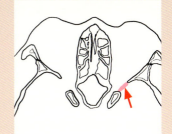

図2-22a〜d　上眼窩裂を示すCT画像．a：眼球レベルのaxial像．b：下顎枝レベルのcoronal像．c：上顎大臼歯レベルのsagittal像．d：aの解剖図．眼窩上方を裂状に引き裂くbone defect areaとして上眼窩裂が認められる（矢印）．

孔は蝶形骨大翼の後縁を頭尾方向に貫通する楕円形のbone defect areaです．その斜め後方にある類円形のbone defect areaが棘孔となります（図2-23）．
内頸動脈が交通する頸動脈管は卵円孔や棘孔より

27

Chapter 2

歯科臨床において重要な正常構造物の歯科用 CBCT 画像と CT 画像

■ 正円孔，卵円孔，棘孔

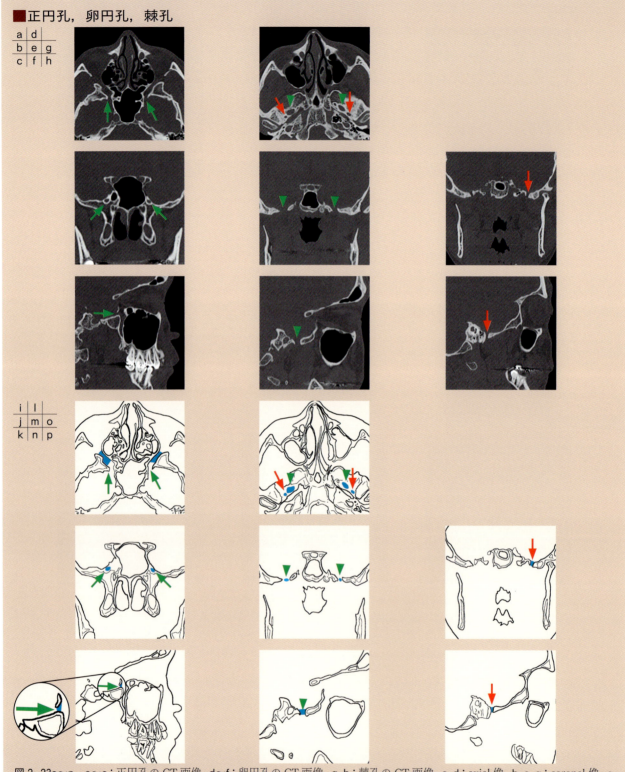

図 2-23a〜p　a〜c：正円孔の CT 画像．d〜f：卵円孔の CT 画像．g, h：棘孔の CT 画像．a, d：axial 像．b, e, g：coronal 像．c, f, h：sagittal 像．i〜p：a〜h の解剖図．正円孔は蝶形骨を前方に貫通する管状の bone defect area として認められる（緑矢印）．卵円孔は蝶形骨大翼の後縁を頭尾方向に貫通する楕円形の bone defect area として（緑矢頭），その斜め後方にある類円形の bone defect area として棘孔が認められる（赤矢印）．

今さら聞けない歯科用CBCTとCTの読像法

■頸動脈管

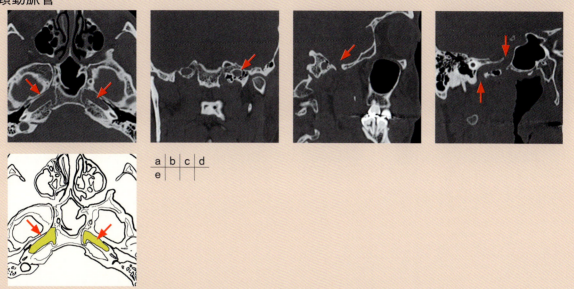

図2-24a〜e　頸動脈管を示すCT画像．a：眼窩底レベルのaxial像．b：下顎頭レベルのcoronal像．c：下顎大臼歯レベルのsagittal像．d：乳突蜂巣レベルのオブリーク像．e：aの解剖図．卵円孔や棘孔より内側で下垂体窩の後下方部を貫通する管状のbone defect areaとして頸動脈管が認められる（矢印）．

■大後頭孔

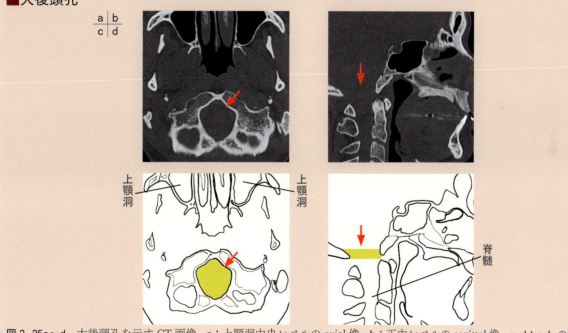

図2-25a〜d　大後頭孔を示すCT画像．a：上顎洞中央レベルのaxial像．b：正中レベルのsagittal像．c,d：a,bの解剖図．後頭骨の中央部を貫通する楕円形の巨大なbone defect areaとして大後頭孔が観察される（矢印）．大後頭孔は脊髄が交通する．

内側で下垂体窩の後下方部を貫通する管状のbone defect areaです（図2-24）．後頭蓋窩には脊髄が交通する孔のなかでもっとも大きい大後頭孔があり，後頭骨の中央部を貫通する楕円形のbone defect areaとして観察されます（図2-25）．

大後頭孔の前側方部には凸状のエックス線高吸収

29

Chapter 2

歯科臨床において重要な正常構造物の歯科用 CBCT 画像と CT 画像

■ 舌下神経管

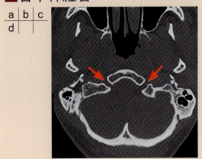 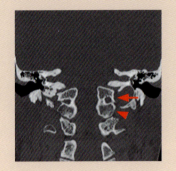 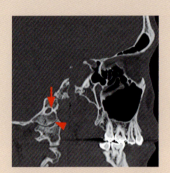

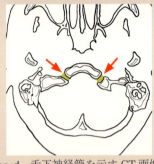

図 2-26a〜d　舌下神経管を示す CT 画像．a：上顎洞中央レベルの axial 像．b：脊椎レベルの coronal 像．c：上顎大臼歯レベルの sagittal 像．後頭孔の前側方部には凸状の high density structure として後頭顆が認められる（矢頭）．d：a の解剖図．この high density structure を貫通する管状の bone defect area として舌下神経管が認められる（矢印）．

■ 頸静脈孔

図 2-27a〜e　頸静脈孔を示す CT 画像．a：下顎頭レベルの axial 像．b：下顎頭レベルの coronal 像．c：下顎小臼歯レベルの sagittal 像．d, e：a, c の解剖図．後頭骨と側頭骨岩様部後縁との間に楕円形の bone defect area として頸静脈孔が認められる（矢印）．

構造物（high density structure）として後頭顆が認められ，舌下神経管はその high density structure を貫通する管状の bone defect area です（図 2-26）．頸静脈孔は楕円形の bone defect area として後頭骨と

表 2-2 　頭蓋底に描出される主な孔や溝とそれを通過する脈管や神経の一覧

名称	部位	通過する神経・脈管
篩骨小孔	前頭蓋窩内側部	嗅神経，前・後篩骨動脈
視神経管	蝶形骨小翼	視神経，眼動脈，くも膜下腔，脳脊髄液，硬膜
上眼窩裂	蝶形骨大翼・小翼の間	動眼神経，滑車神経，三叉神経第 1 枝，外転神経，上眼神経
正円孔	中頭蓋窩前内側	三叉神経第 2 枝
卵円孔	中頭蓋窩のトルコ鞍外側	三叉神経第 3 枝，海綿静脈洞から翼突神経叢への導出動脈，顎動脈の副硬膜枝
棘孔	卵円孔の後外側	中硬膜動脈，反回枝，下顎神経の硬膜枝
破裂孔	錐体尖，内側翼突板の基部	内頸動脈，上行咽頭動脈の硬膜枝
翼突管	蝶形骨，正円孔の下内側	翼突管動脈，翼突管神経
頸動脈管	側頭骨錐体部	内頸動脈，交感神経叢
頸静脈孔	頸動脈管の後外側，側頭骨錐体部と後頭骨の間	神経部：下錐体洞，舌咽神経，Jacobson 神経　血管部：内頸静脈，迷走神経，副神経，Arnold 神経，上行咽頭動脈の小さい硬膜枝と後頭動脈
茎乳突孔	茎状突起後方	顔面神経
舌下神経管	後頭顆基部	舌下神経
後頭孔	後頭蓋窩	延髄とその硬膜，副神経脊髄部，椎骨動脈，椎骨静脈，前・後脊髄動脈

側頭骨岩様部後縁との間に描出されます（図 2 -27）.

頭蓋底に描出される主な孔や溝とそれを通過する脈管や神経の一覧表を表 2 - 2 示します.

4．上顎骨

歯科臨床に対して，もっとも高頻度に診断を行う対象は上下顎骨です．とくに上顎骨は形態が複雑でほかの多くの骨と縫合でつながっています．そのため CT 画像の解剖をしっかり把握しておく必要があります.

上顎骨の中心部の大半は空洞であり，上顎洞と呼ばれますが，上顎洞には低形成が 2 ～ 9 ％，無形成が 0 ～0.9％に認められます[9].

前述したように上顎骨はいくつかの骨と縫合することで顔面を形成しています．頬骨と上顎骨との結合部は頬骨上顎縫合，また前頭骨とは前頭上顎縫合

が low density line として認められます（図 2 -18参照）. さらに，上顎骨はさまざまな骨と縫合を形成することで眼窩，鼻腔や口蓋を形成しています.

a. 口蓋領域

とくに鼻腔，口蓋および上顎洞は上顎の歯や歯周組織の評価を行う際，歯科用 CBCT 画像では，頻繁に描出されます．そのため微細な歯科用 CBCT 画像まで把握しておくことが重要です．口蓋の前方約 2 / 3 は前述したように 1 対の上顎骨の口蓋突起が正中部で結合して形成されています．後方約 1 / 3 は 1 対の口蓋骨が横口蓋縫合で前方の口蓋突起と結合しています.

そのため，正中部の結合部である正中口蓋縫合と横口蓋縫合は歯科用 CBCT 画像では low density line として確認されます（図 2 -28, 29）. また正中

Chapter 2 歯科臨床において重要な正常構造物の歯科用 CBCT 画像と CT 画像

■正中口蓋縫合と切歯管

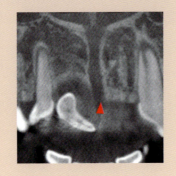
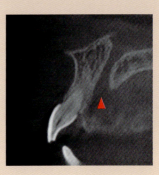

図 2-28a〜e　正中口蓋縫合と切歯管示す歯科用 CBCT 画像．a：口蓋レベルの axial 像．b：上顎犬歯レベルの coronal 像．c：正中レベルの sagittal 像．d, e：a, c の解剖図．上顎正中部 low density line として正中口蓋縫合が認められる（矢印）．正中口蓋縫合の前方部に上顎骨を貫通する管状の bone defect area として切歯管が観察できる（矢頭）．

■横口蓋縫合

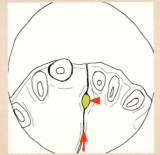
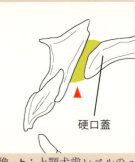

図 2-29a〜d　横口蓋縫合を示す歯科用 CBCT 画像．a：口蓋レベルの axial 像．b：上顎中切歯レベルの sagittal 像．c, d：a, b の解剖図．口蓋後方部に上顎骨と口蓋骨の境に low density line として横口蓋縫合が認められる（矢印）．

口蓋縫合の前方部に上顎骨を貫通する管状の bone defect area としては切歯管が観察できます（図 2-28）．

口蓋中央には凸状の high density structure がみら

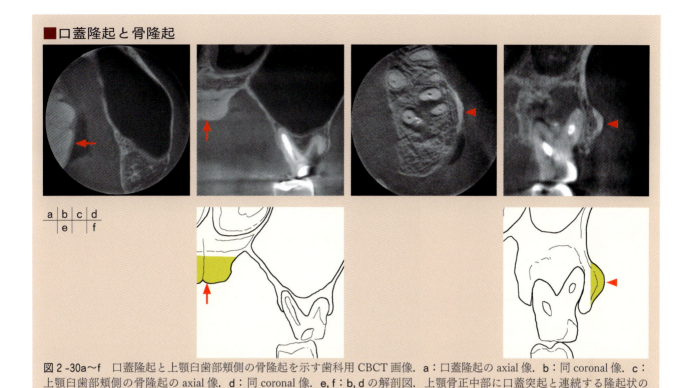

図2-30a〜f　口蓋隆起と上顎臼歯部頬側の骨隆起を示す歯科用CBCT画像．a：口蓋隆起のaxial像．b：同coronal像．c：上顎臼歯部頬側の骨隆起のaxial像．d：同coronal像．e, f：b, dの解剖図．上顎骨正中部に口蓋突起と連続する隆起状のhigh density structureとして口蓋隆起が認められる(矢印)．上顎両側大臼歯部に頬側皮質骨と連続する突起状のhigh density structureとして骨隆起が認められる(矢頭)．

れることがあり，口蓋隆起と呼ばれます．口蓋隆起は，とくに顕著な場合，義歯製作の障害となるため切除する必要があります．さらに上顎臼歯部の頬側にも頬側皮質骨と連続する凸状のhigh density structureとして骨隆起が観察されることがあります(図2-30)．

口蓋骨が歯槽部と近接する端には管状のbone defect areaとして大口蓋管が確認できます(図2-31)．その後方には若干径の細い管状のbone defect areaとして小口蓋管も認められます(図2-32)．

大口蓋管と小口蓋管は口腔と翼口蓋窩をつなげています．翼口蓋窩は下眼窩裂を介して眼窩と，翼突管や正円孔を介して頭蓋とも交通しているため，翼口蓋窩は上顎骨に分布する脈管や神経の通路であり，歯科臨床上重要です．同部が悪性腫瘍などで破壊されると上顎部に強い神経症状を示すこともあります．表2-3に翼口蓋窩に孔と管で交通する脈管や神経の一覧表を示します．

大口蓋管と小口蓋管が口腔に開口する部分は口蓋骨後方部に類円形のbone defect areaとして描出され(図2-31, 32)，それぞれ，大口蓋孔，小口蓋孔と呼ばれます．

歯科用CBCT画像では，大口蓋孔より歯槽突起底部に沿って，前方に向かう凹状のbone defect areaが認められますが，これは口蓋溝と呼ばれる構造です[4](図2-33)．

上顎第一大臼歯レベルの口蓋側歯槽突起底部は凸状にhigh density structureを認めます(図2-33)．これは口蓋棘であり，この存在により上述した口蓋溝は分断されていることがわかります[4]．

b．上顎骨前方および後方領域

上顎第三大臼歯やその周囲組織を評価する際には上顎骨の後方部が描出されることが頻繁にあります．後方部のCT解剖はきわめて複雑です．上顎骨の

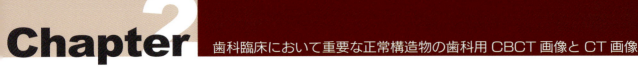

Chapter 2 歯科臨床において重要な正常構造物の歯科用 CBCT 画像と CT 画像

■ 大口蓋管，翼口蓋窩，大口蓋孔

a	b	c
d	e	

f	g	h
i	j	

図2-31a〜j 大口蓋管，翼口蓋窩，大口蓋孔を示す歯科用 CBCT 画像．a：上顎洞中央レベルの axial 像．b：下顎枝レベルの axial 像．c：上顎洞底レベルの axial 像．d：上顎大臼歯レベルの coronal 像．e：上顎中切歯レベルの sagittal 像．f〜j：a〜e の解剖図．上顎骨の後縁と蝶形骨との間にある bone defect area が翼口蓋窩である（緑矢印）．翼口蓋窩から口蓋骨に連続する管状の bone defect area として大口蓋管が確認できる（緑矢頭）．上顎洞の後方で口蓋骨が歯槽部と近接する端にみられる楕円形の bone defect area として大口蓋孔が認められる（赤矢印）．

後上縁，内側後方には他骨との縫合はなく，bone defect area として認められます．

これらは，それぞれ下眼窩裂および翼口蓋窩です（図2-32, 34）．上顎骨の後方内側に隣接する蝶形骨の翼状突起は2つの突起状の high density structure である内側板と外側板に分かれ，後方に開いた翼突

■小口蓋管と小口蓋孔

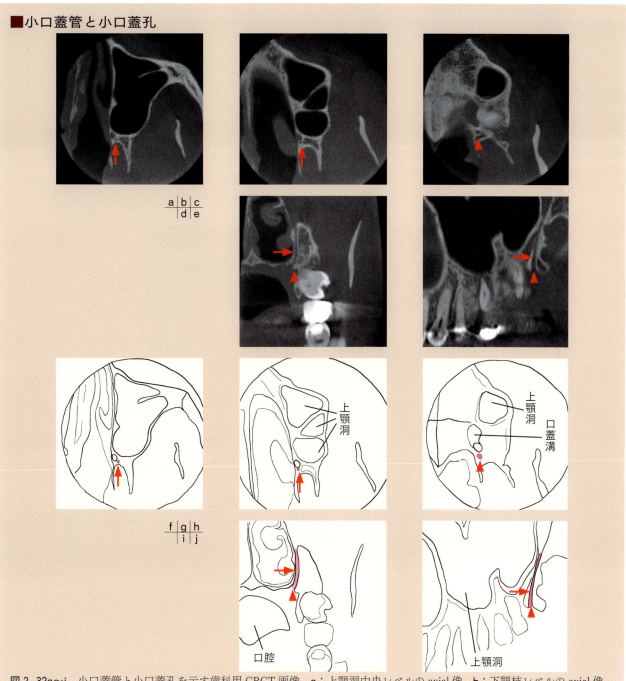

図2-32a〜j 小口蓋管と小口蓋孔を示す歯科用CBCT画像．a：上顎洞中央レベルのaxial像．b：下顎枝レベルのaxial像．c：上顎洞底レベルのaxial像．d：上顎大臼歯部レベルのcoronal像．e：上顎小臼歯レベルのsagittal像．f〜j：a〜eの解剖図．翼口蓋窩から口蓋骨に連続する管状のbone defect areaとして小口蓋管が確認できる（矢印）．小口蓋管は大口蓋管より後方を走行し，径も小さい．大口蓋孔の後方で小さいbone defect areaとして小口蓋孔を認める（矢頭）．

窩をつくります（図2-35）．

内側板の先端部はその形態から翼突鉤と呼ばれ，鉤状の細いhigh density structureとして確認できま

す（図2-36）．この領域はよく観察される部位ですが，それより上方には翼口蓋窩と頭蓋をつなげる翼突管と正円孔が管状のbone defect areaとしてみられま

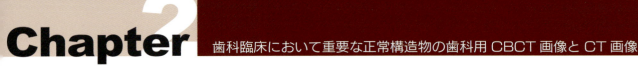

Chapter 2 歯科臨床において重要な正常構造物の歯科用CBCT画像とCT画像

表2-3 翼口蓋窩に孔と管で交通する脈管や神経の一覧

孔と管	神経や脈管	交通する部位
翼上顎裂	顎動脈，翼突筋静脈叢	咀嚼筋間隙（側頭下窩）
下眼窩裂	眼窩下動脈，眼窩下静脈，眼窩下神経，頬骨神経，下眼静脈	眼窩
正円孔	上顎神経	中頭蓋窩
翼突管	翼突管動脈，翼突管神経	中頭蓋窩
蝶形口蓋孔	蝶形口蓋動脈，蝶形口蓋静脈，翼口蓋神経節の外側，内側後鼻枝	鼻腔
大・小口蓋管	大口蓋神経，小口蓋神経，下行口蓋動脈	口腔（口蓋）

■口蓋溝と口蓋棘

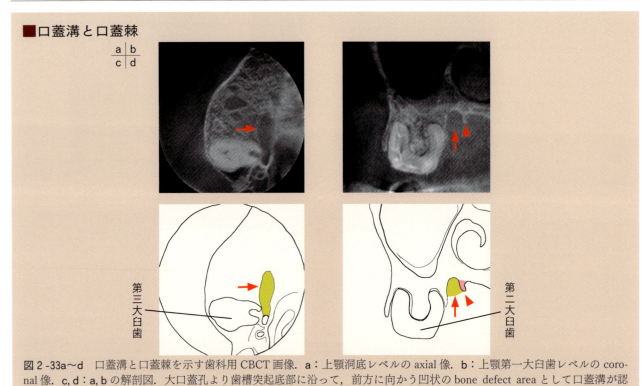

図2-33a～d 口蓋溝と口蓋棘を示す歯科用CBCT画像．a：上顎洞底レベルのaxial像．b：上顎第一大臼歯レベルのcoronal像．c, d：a, bの解剖図．大口蓋孔より歯槽突起底部に沿って，前方に向かう凹状のbone defect areaとして口蓋溝が認められる（矢印）．上顎両側第一大臼歯レベルの口蓋側歯槽突起底部に口蓋棘が凸状のhigh density structureとして認められる（矢頭）．

す（図2-37）．

　上顎骨の上前方は眼窩下縁を形成し，眼窩下神経や眼窩下動脈の走行する眼窩下管を示す管状のbone defect areaが認められます．眼窩下縁の数ミリ下方には眼窩下孔が三角形状のbone defect areaとして確認できます（図2-38）．

C．鼻腔領域

　上顎前歯部および上顎正中部を評価する際には鼻腔領域が描出されます．鼻腔は前後方向に細長く広がるbone defect areaであり，内部には下鼻甲介，中鼻甲介および上鼻甲介が帯状のhigh density structureとして認められます（図2-39）．

　これらの上，中，下鼻甲介は下外側に彎曲することで3つの鼻道がbone defect areaとして描画され

■下眼窩裂

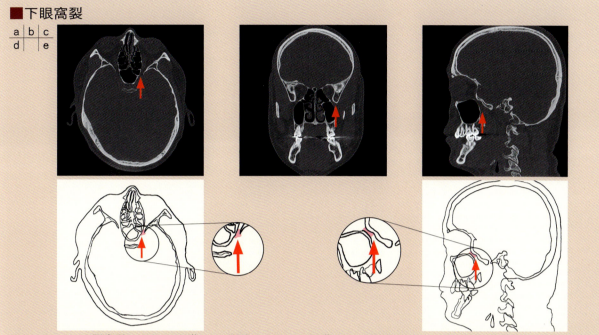

図2-34a〜e 下眼窩裂を示すCT画像．a：眼球レベルのaxial像．b：上顎大臼歯レベルのcoronal像．c：上顎臼歯レベルのsagittal像．d, e：a, cの解剖図．上顎骨の後上縁は他骨との縫合はなく，眼窩内のbone defect area（矢印）として認められる下眼窩裂である．

■蝶形骨の翼状突起内側板，外側板，翼突窩

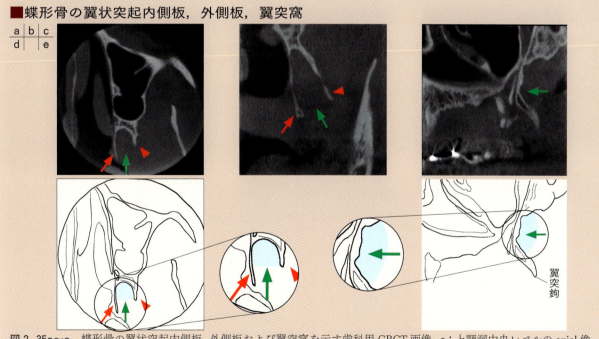

図2-35a〜e 蝶形骨の翼状突起内側板，外側板および翼突窩を示す歯科用CBCT画像．a：上顎洞中央レベルのaxial像．b：下顎枝レベルのcoronal像．c：下顎臼歯レベルのsagittal像．d, e：a, cの解剖図．蝶形骨の翼状突起は2つの突起状のhigh density structureである内側板（赤矢印）と外側板（赤矢頭）に分かれ，その後方が翼突窩である（緑矢印）．

ます．鼻道は主に副鼻腔からの正常排泄経路であるため，鼻腔側壁に正常開口部がbone defect areaとして複数認められますが，多くは中鼻道に開口しており，上顎洞からの排泄口である自然孔や半月裂孔

Chapter 2
歯科臨床において重要な正常構造物の歯科用 CBCT 画像と CT 画像

■蝶形骨の翼状突起内側板と翼突鉤

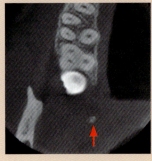
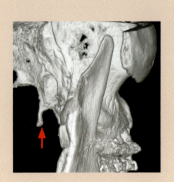
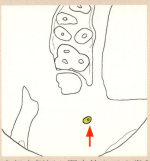

図 2-36a〜c　蝶形骨の翼状突起内側板と翼突鉤を示す歯科用 CBCT 画像．a：蝶形骨の翼状突起内側板と翼突鉤．b：3D 像．c：a の解剖図．蝶形骨の翼状突起内側板の先端部は鉤状を呈し，翼突鉤と呼ばれる（矢印）．

■翼突管と正円孔

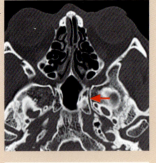
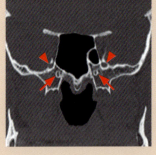
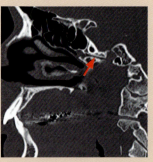
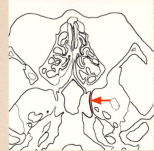
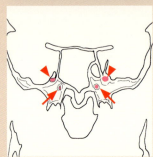
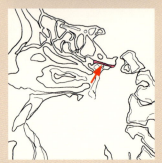

図 2-37a〜f　翼突管と正円孔を示す CT 画像．a：眼球レベルの axial 像．b：下顎臼歯レベルの coronal 像．c：上顎中切歯レベルの sagittal 像．d〜f：a〜c の解剖図．蝶形骨と翼口蓋窩をつなぐ翼突管（矢印）と正円孔（矢頭）は蝶形骨を貫通する管状の bone defect area として認められる．正円孔のほうが翼突管より頭側に認められる．

が bone defect area として認められます[9]（図 2-40）．
上顎洞炎は粘膜肥厚によりこの自然孔が閉塞して生じるため，CT を用いると正確な診断が可能です．篩骨洞からの排泄も主に半月裂孔が中心です．その

■眼窩下管と眼窩下孔

図2-38a〜e 眼窩下管と眼窩下孔を示すCT画像．a：上顎洞レベルのaxial像．b：上顎臼歯レベルのcoronal像．c：下顎臼歯レベルsagittal像．d,e：a,cの解剖図．上顎骨の上前方は眼窩下縁を形成し，その内部を走行する眼窩下管が管状のbone defect areaとして認められる（矢印）．眼窩下縁の数ミリ下方には三角形状のbone defect areaとして眼窩下孔が確認できる（矢頭）．

■鼻腔

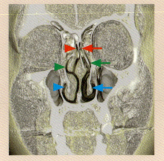
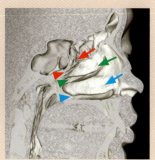

図2-39a,b CTのデータを用いて作製した鼻腔の三次元画像．a：正面からの外観．b：側面からの外観．鼻腔は前後方向に細長く広がる空洞で，内部には下鼻甲介（青矢印），中鼻甲介（緑矢印）および上鼻甲介（赤矢印）が帯状の骨様構造として認められる．これらの上，中，下鼻甲介は下外側に彎曲することで3つの鼻道（下鼻道：青矢頭，中鼻道：緑矢頭，上鼻道：赤矢頭）がつくられる．

ため上顎洞炎が生じている症例では篩骨洞炎も惹起されていることが多いのです．

下鼻甲介は鼻腔側壁から連続する菲薄なhigh density structureとして描出されます．その周囲には軟組織密度の構造物（soft tissue density structure）として下鼻甲介の粘膜も確認でき（図2-41），場合によっては下鼻甲介の内部にair density areaとして含気化が認められることがありますが，これが感染の原因となることもあります[9]．

また中鼻甲介でも同様の含気化がある場合，感染の原因となります．

鼻腔の外側壁に沿って鼻涙管が管状のbone defect areaとして走行し，下鼻道の前方部に開口しています（図2-42）．外側の鼻腔と翼口蓋窩とは蝶形口蓋孔と呼ばれる管状のbone defect areaにより交通しています．蝶形口蓋孔は鼻腔後外側壁の高位にあり，鼻腔側壁粘膜で覆われています（図2-43）．鼻腔側壁を侵す腫瘍や炎症は蝶形口蓋孔を介して翼

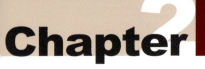

Chapter 2 歯科臨床において重要な正常構造物の歯科用 CBCT 画像と CT 画像

■半月裂孔と自然孔

a	b	c
d	e	f

図2-40a〜f 半月裂孔および自然孔を示すCT画像. a:上顎洞上縁レベルのaxial像. b:上顎臼歯レベルのcoronal像. c:上顎中切歯レベルのsagittal像. d〜f:a〜cの解剖図. 中鼻道には上顎洞からの排泄口である自然孔や半月裂孔がbone defect areaとして開口している(矢印).

■下鼻甲介

a	b	c
d	e	

図2-41a〜e 下鼻甲介を示すCT画像. a:上顎洞中央レベルのaxial像. b:上顎臼歯レベルのcoronal像. c:上顎中切歯レベルのsagittal像. d, e:a, cの解剖図. 鼻腔側壁から連続する菲薄のhigh density structureとして下鼻甲介が描出される(矢印). その周囲には一層のsoft tissue density structureとして下鼻甲介の粘膜も認める(矢頭).

口蓋窩へ進展し,眼窩,咀嚼筋間隙および頭蓋へと広がっていきます.

d. 上顎洞

上顎洞もまた歯科用インプラントの埋入や上顎臼

■鼻涙管

a	b	c
d	e	

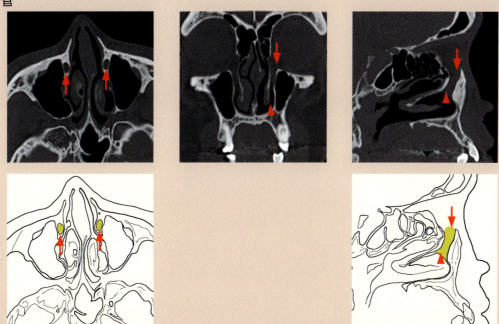

図2-42a〜e　鼻涙管を示すCT画像．a：上顎洞中央レベルのaxial像．b：上顎小臼歯レベルのcoronal像．c：上顎中切歯レベルのsagittal像．d, e：a, cの解剖図．鼻腔の外側壁に沿って頭尾方向に走行する管状のbone defect areaとして鼻涙管を認める（矢印）．鼻涙管は下鼻道の前方部に開口している（矢頭）．

■蝶形口蓋孔

a	b	c
d	e	

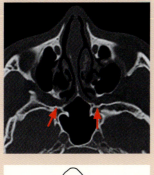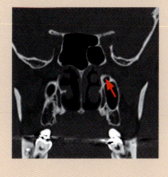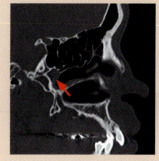
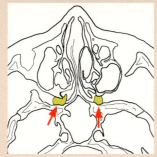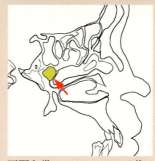

図2-43a〜e　蝶形口蓋孔を示すCT画像．a：上顎洞上縁レベルのaxial像．b：下顎臼歯レベルのcoronal像．c：下顎小臼歯レベルのsagittal像．d, e：a, cの解剖図．鼻腔と翼口蓋窩を交通する管状のbone defect areaとして蝶形口蓋孔が認められる（矢印）．蝶形口蓋孔は鼻腔後外側壁の高位で鼻腔に開口する．

歯部の抜歯など，上顎の歯科治療において重要な構造です．上顎洞は歯科用CBCT画像では，上顎骨の大部分を占める逆ピラミッド型のair density areaとして認められます（図2-15参照）．

Chapter 2
歯科臨床において重要な正常構造物の歯科用 CBCT 画像と CT 画像

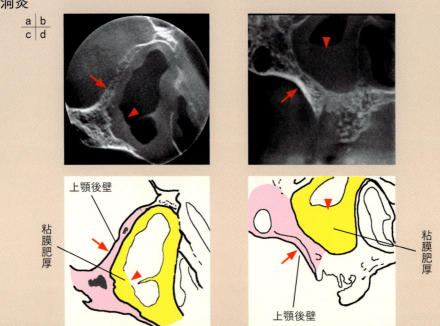

■ 慢性上顎洞炎

図2-44a～d　慢性上顎洞炎を有する患者の上顎洞レベルの歯科用 CBCT 画像．a：上顎洞下方レベルの axial 像．b：上顎臼歯レベルの croronal 像．c, d：a, b の解剖図．三角形状の air density area を取り囲む上顎洞後壁と底部は肥厚している（矢印）．上顎洞の骨壁に一層の soft tissue density structure があり（矢頭），これは粘膜肥厚を示す．

■ 上顎洞内の隔壁

図2-45a～d　上顎洞内の隔壁を示す歯科用 CBCT 画像．a：上顎洞下方レベルの axial 像．b：上顎臼歯レベルの cross section 像．c, d：a, b の解剖図．上顎洞を取り囲む骨壁より突起状に連続する板状の high density structure が隔壁である（矢印）．

　上顎洞の周囲骨壁は1～2mm程度の厚みで，内側壁がもっとも薄く，前壁がもっとも厚くなっています[4]．骨壁の厚みが2mm以上ある場合，慢性上顎洞炎の際に生じやすい骨壁の肥厚を疑います（図

■慢性上顎洞炎

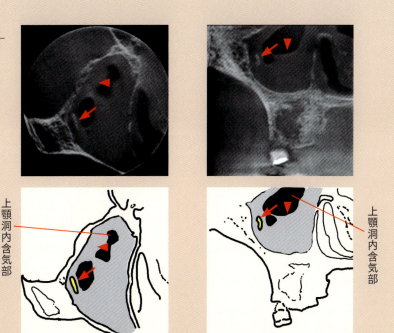

図2-46a〜d　慢性上顎洞炎を有する患者の歯科用CBCT画像．a：上顎洞底レベルのaxial像．b：上顎臼歯レベルのcoronal像．c, d：a, bの解剖図．上顎洞前壁，内側壁および後壁に近接する軟組織内に不整形のhigh density structureを認め，これは石灰化物である（矢印）．上顎洞内部はsoft tissue density structureで満たされており，これは肥厚した粘膜である（矢頭）．

■顔面骨と下顎骨

図2-47a, b　CTのデータを用いて作製した顔面骨（a）と下顎骨（b）の三次元画像．下顎骨は歯列弓の存在部である下顎骨体（青矢印）と，後方で垂直に立っている下顎枝（青矢頭）とに分けられる．オトガイ部には一部の口輪筋が周囲に付着するオトガイ隆起（緑矢印），下唇下制筋や口角下制筋がその後上方へ付着するオトガイ結節（緑矢頭）が認められる．下顎第二小臼歯の根尖相当部にみられるbone defect areaがオトガイ孔（赤矢印），筋突起から下降して下顎骨体の頬側臼歯部まで走行する凸状の領域が斜線である（赤矢頭）．

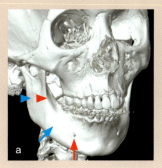
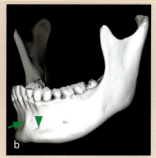

2-44）．

　上顎洞内にはしばしば骨壁より突起状に連続する板状のhigh density structureを認めることがあり，これを隔壁と呼びます（図2-45）．隔壁の存在は排泄の妨げとなり，上顎洞炎の原因となることも多いのです．歯科用CBCT画像では，上顎洞炎は一層もしくは洞内部を満たすsoft tissue density structureの存在として診断されます．ただし，腫瘍性病変との鑑別ではsoft tissue density structureが存在していても上顎洞周囲の骨壁に明らかな形態的変化はないことが挙げられます（図2-44）．

　慢性上顎洞炎では筆者らの経験上，上顎洞底を中心にhigh density structureがみられることがあります（図2-46）．これは慢性炎症の持続的刺激による石灰化物の形成と考えられます．上顎洞の骨壁には主に歯に分布する血管や神経が走行する歯槽管を表す管状の骨欠損が認められます．なお上顎洞の脈管や神経の画像については第3章で示します．

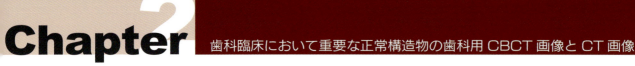

Chapter 2
歯科臨床において重要な正常構造物の歯科用 CBCT 画像と CT 画像

■ オトガイ孔

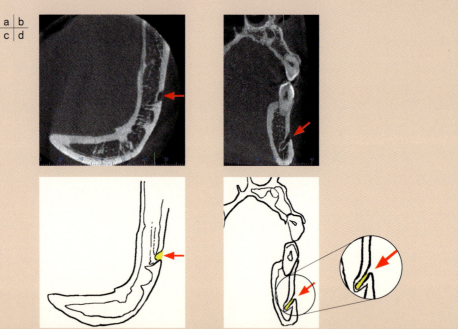

図 2-48a〜d　オトガイ孔を示す歯科用 CBCT 画像．a：下顎小臼歯根尖下方レベルの axial 像．b：下顎第二小臼歯レベルの cross section 像．c, d：a, b の解剖図．下顎第二小臼歯の根尖相当部にみられ，頬側皮質骨を断裂する bone defect area がオトガイ孔である（矢印）．

■ 副オトガイ孔

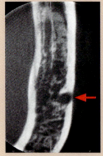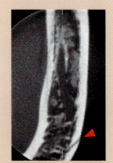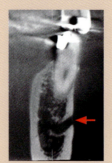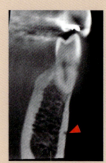

図 2-49a〜d　副オトガイ孔を示す歯科用 CBCT 画像．axial 像（a：下顎小臼歯根尖下方レベル．b：a より若干下方のレベル）と cross section 像（c：下顎第一大臼歯部，d：下顎第二小臼歯部）．オトガイ孔（矢印）以外に加えて，同様の下顎骨頬側皮質骨を断裂する bone defect area が副オトガイ孔である（矢頭）．

5. 下顎骨

a. 下顎骨体部前方領域

　歯科臨床上，下顎骨も非常に重要ですが，上顎骨に比べると複合形成はなく単一の骨であるためその CT 画像の解剖は理解しやすいでしょう．

　下顎骨は，歯列弓の存在部である下顎骨体と後方で垂直に立っている下顎枝とに分けられます．オトガイ部には一部の口輪筋が周囲に付着するオトガイ隆起，下唇下制筋や口角下制筋がその後上方へ付着するオトガイ結節が認められます（図 2-47）．

　下顎第二小臼歯の根尖相当部にみられる楕円形の bone defect area がオトガイ孔です（図 2-47, 48）．オトガイ孔は基本的に半側 1 つですが，2 つ，3 つと観察されることもあります（図 2-49）．これを副オトガイ孔と呼び，日本人の出現率は 7〜8％程度とされています[10]．

■斜線

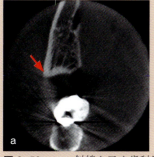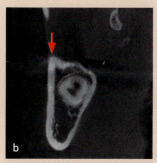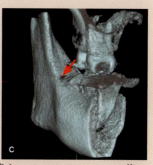

図2-50a～c　斜線を示す歯科用CBCT画像．a：下顎枝基部レベルのaxial像．b：下顎智歯遠心レベルのcross section像．c：三次元画像．筋突起から下降して下顎骨体の頬側臼歯部まで走行する凸状のhigh density lineが斜線である（矢印）．

■顎舌骨筋線と顎下腺窩

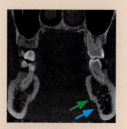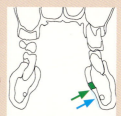
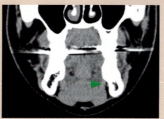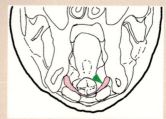
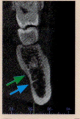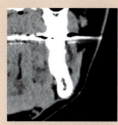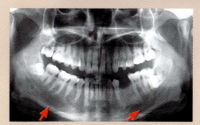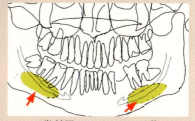

図2-51a～h　顎舌骨筋線と顎下腺窩を示す歯科用CBCT画像とCT画像．a：臼歯レベルの歯科用CBCT coronal像．b：臼歯レベルのCT coronal軟組織モード．c：下顎大臼歯レベルの歯科用CBCT cross section像．d：下顎大臼歯レベルのCT cross section軟組織モード．e：パノラマエックス線画像．f～h：a, b, eの解剖図．下顎骨体の舌側表面で臼歯レベルを斜走する隆起状のhigh density lineを顎舌骨筋線と呼び（緑矢印），顎舌骨筋がハンモック状に付着する（緑矢頭）．この下方は広範囲にわたり凹状に窪んでおり，顎下腺窩と呼ばれる（青矢印）．eのパノラマエックス線画像では顎下腺窩が腫瘤様の透過像としてみえることがある（赤矢印）．

　筋突起から下降して下顎骨体の頬側臼歯部まで走行する凸状のhigh density lineを斜線と呼び（図2-47, 50），一方，下顎骨体の舌側表面で臼歯レベルを斜走する隆起状のhigh density lineを顎舌骨筋線と呼びます．

　顎舌骨筋線には顎舌骨筋がハンモック状に付着しています．この下方は広範囲にわたり凹状に窪んでおり，顎下腺窩と呼ばれます（図2-51）．

　顎下腺窩は顎下腺が存在する領域です．下顎大臼歯部の口内法やパノラマエックス線画像では顎下腺

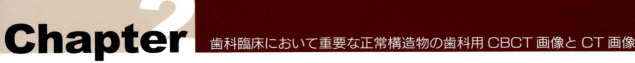

Chapter 2 歯科臨床において重要な正常構造物の歯科用 CBCT 画像と CT 画像

■ オトガイ棘と舌孔

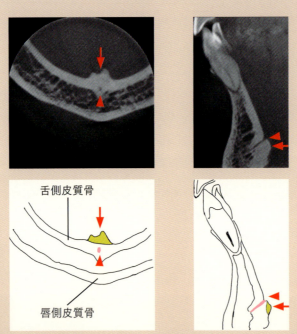

図 2-52a〜d　オトガイ棘と舌孔を示す歯科用 CBCT 画像. a：下顎骨下縁の axial 像. b：正中レベルの cross section 像. c, d：a, b の解剖図. 下顎骨舌側正中部に棘状に突起する high density structure がオトガイ棘である (矢印). オトガイ棘の周囲に下顎骨舌側皮質骨を貫通する管状の bone defect area が認められ, 舌孔と呼ばれる (矢頭).

窩が腫瘍様の透過像としてみえることがあるため注意が必要です.

オトガイ棘は舌側正中部に棘状に突起する high density structure として認められます. オトガイ棘にはオトガイ舌筋とオトガイ舌骨筋が付着しています. またオトガイ棘の周囲には下顎骨舌側皮質骨を貫通する管状の bone defect area が認められ, 舌孔と呼ばれます (図 2-52). 舌孔は舌動脈, 顔面動脈および下歯槽動脈の分枝が吻合しています. 下顎骨舌側面の前方部にはオトガイ棘を挟んで上下に陥凹がみられ, 舌下腺窩および二腹筋窩と呼ばれます.

b. 下顎骨体部後方領域と下顎枝

下顎枝の上方は前後 2 つに分かれ, 筋突起と関節突起と呼ばれます (図 2-47 参照). 関節突起の上端は下顎頭であり側頭骨の下顎窩と顎関節を構成しています. 下顎頭の直下はくびれており, 下顎頸部と呼ばれます (図 2-47 参照, 図 2-53).

下顎枝の後縁と下顎骨下縁がなす角は下顎角と呼ばれ, 小児では大きく, 成人になると小さくなり, 無歯顎になるとまた大きくなります. 下顎枝の内側面に下歯槽神経と下歯槽動静脈が下顎骨内を走行するために入り込む下顎孔と呼ばれる孔が bone defect area として認められます. このすぐ前方にみられる骨の high density structure が下顎小舌です (図 2-53).

この下顎小舌は顎変形症の手術の 1 つである下顎骨矢状方向分割術において骨を分割する際の解剖学的目安となる構造物です[11]. 下顎孔のすぐ後下方には顎舌骨筋神経溝が管状の bone defect area として前下方に向かって斜走しています (図 2-54).

下顎骨内を走行する下顎管は管状の bone defect area として下顎孔からオトガイ孔まで連続して認められます (図 2-55). 下顎管の上方からは数多くの枝が分かれており, パノラマエックス線画像や歯科用 CBCT 画像でも下顎管上縁が不明瞭である場合が多いのです. 歯科用インプラント埋入や下顎第三大臼歯を抜去する際にとくに精査が必要でしょう.

■下顎孔と下顎小舌

a	b	c
d	e	

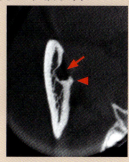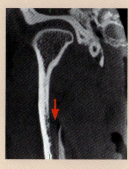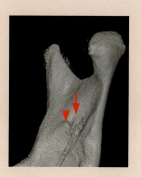
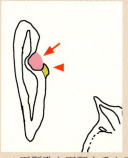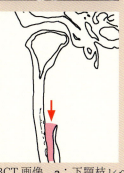

図2-53a〜e　下顎孔と下顎小舌を示す歯科用CBCT画像．a：下顎枝レベルのaxial像．b：下顎枝レベルのcoronal像．c：三次元画像．d, e：a, bの解剖図．下顎枝の内側面には下顎孔が認められる（矢印）．このすぐ前方にみられる骨のhigh density structureが下顎小舌である（矢頭）．

■顎舌骨筋神経溝

a	b	c
d	e	

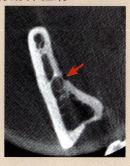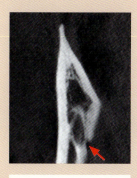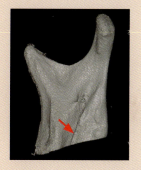
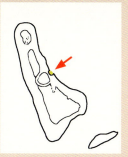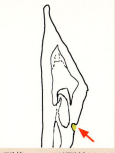

図2-54a〜e　顎舌骨筋神経溝を示す歯科用CBCT画像．a：下顎枝レベルのaxial像．b：下顎枝レベルのsagittal像．c：三次元画像．d, e：a, bの解剖図．下顎孔のすぐ後下方には管状のbone defect areaとして顎舌骨筋神経溝が下前方に向かって斜走している（矢印）．

オトガイ孔に開口する直前に下顎管からそれより若干径の小さい管状のbone defect areaがみられますが，この構造物は径を細めながら下顎骨の正中部まで連続し，切歯枝や切歯管と呼ばれます（図2-56）．

Chapter 2

歯科臨床において重要な正常構造物の歯科用 CBCT 画像と CT 画像

■ 下顎管

a	b	c
d	e	f

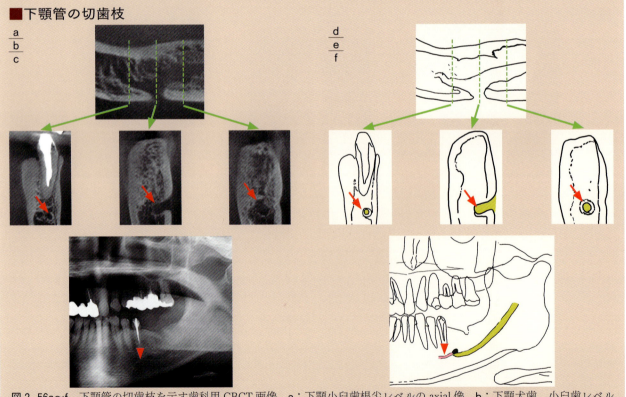

図2-55a～f　下顎管を示す歯科用 CBCT 画像．a：下顎臼歯根尖レベルの axial 像．b：下顎歯レベル panorama 像．c：下顎大臼歯レベルの cross section 像．d～f：a～c の解剖図．下顎管は近遠心方向に下顎骨を貫通する管状の bone defect area として認められる（矢印）．

■ 下顎管の切歯枝

a
b
c

d
e
f

図2-56a～f　下顎管の切歯枝を示す歯科用 CBCT 画像．a：下顎小臼歯根尖レベルの axial 像．b：下顎犬歯，小臼歯レベルの cross section 像．c：パノラマエックス線画像．d～f：a～c の解剖図．オトガイ孔より近心部まで下顎管の分枝が走行する（矢印）．この構造物は切歯枝と呼ばれる．パノラマエックス線画像上でも切歯枝は描出されることが多い（矢頭）．

■下顎隆起

図 2 -57a〜e　下顎隆起を示す歯科用 CBCT 画. a：下顎歯歯根レベルの axial 像. b：下顎第一小臼歯レベルの cross section 像. c：三次元画像の舌面観. d, e：a, b の解剖図.　下顎両側小臼歯相当の舌側皮質骨に連続して凸状に突出した high density structure が下顎隆起である（矢印）.

　この切歯枝は歯科用 CBCT 画像だけではなく，パノラマエックス線画像にも頻繁に描出されます．そして前述したように舌孔を通して舌動脈や顔面動脈と吻合しています．

　下顎犬歯および小臼歯相当の舌側皮質骨に連続して凸状に突出した high density structure がみられることがあります（図 2 -57）. これは下顎隆起と呼ばれ，日本人の出現率は20％程度と考えられています[12]が，年齢とともにその割合は増加傾向にあります. 下顎隆起の存在は義歯作製に障害となることがあるため，顕著な場合は手術により切除されます.

Ⅴ　歯科用 CBCT 画像からみる口腔領域の加齢変化

1．画一的な歯および顎骨の状態の評価

　小児期は年齢や成長の個体差により顎の大きさがさまざまなため，パノラマエックス線検査を行うときに，多くは断層域を適切に設定することが困難です. もちろん，高齢者のパノラマエックス線検査でも歯の喪失にともない同様の問題が生じています.
　一方，歯科用 CBCT 画像では撮像の設定に戸惑うことなく顎口腔領域の画像を正確に得ることができます. したがって，歯科用 CBCT 画像を用いることにより，小児期，成人そして高齢者に至るまで，画一的に歯および顎骨の状態を評価することができるのです.
　この項目では以下に歯科用 CBCT 画像を利用して，混合歯列期，永久歯列期，成人および高齢者に

Chapter 2 歯科臨床において重要な正常構造物の歯科用 CBCT 画像と CT 画像

■ 6歳から12歳までの歯列の変化

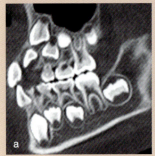 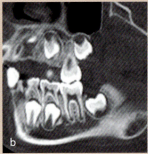 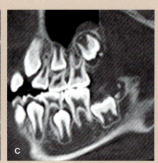 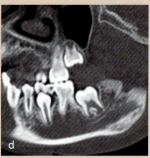

図 2-58a～d　6歳から12歳までの歯列の変化を示す歯科用 CBCT 画像 a：6歳．b：8歳．c：10歳．d：12歳（歯列レベルの panorama 像）．

■ 14歳から18歳までの歯列の変化

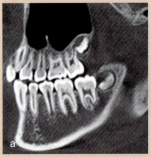 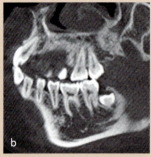 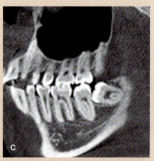

図 2-59a～c　14歳から18歳までの歯列の変化を示す歯科用 CBCT 画像．a：14歳．b：16歳．c：18歳（歯列レベルの panorama 像）．図 2-58a～d と比較することで，歯科用 CBCT 画像により乳歯列から永久歯列の交換が立体的に評価できる．

における歯や顎骨の状態の変化を解説していきます．

2．混合歯列期

　図 2-58a は 6 歳児の顎骨における歯科用 CBCT 画像の panorama 像です．下顎第一大臼歯の萌出がみられますが，根は未完成です．また下顎第一および第二小臼歯の歯胚は歯頸部まで，下顎第二大臼歯の歯胚は歯冠部中央までそれぞれ形成されています．萌出直後の歯は石灰化が不十分で，もっともう蝕になりやすい時期であり，う蝕予防が重要であることがわかる症例です．

　図 2-58b は 8 歳児の顎骨における歯科用 CBCT 画像の panorama 像です．下顎第一大臼歯の歯根はほぼ完成していますが，根尖は閉鎖していません．また下顎第一および第二小臼歯は歯根の半分程度まで形成されています．さらに下顎第二大臼歯も歯頸部まで石灰化しています．下顎第二乳臼歯の近心部象牙質に low density area がみられるためう蝕が疑われます．

　この年齢では乳歯の隣接面う蝕が多くみられ，自覚のないまま歯髄壊死や根尖性歯周炎を惹起していることに注意を払う必要があります．

　図 2-58c は 10 歳児の顎骨における歯科用 CBCT 画像の panorama 像です．下顎第一小臼歯は歯根が 2/3 程度まで形成されています．下顎第一乳臼歯の歯根は吸収されていて，近いうちに脱落すると予測できます．また下顎第二小臼歯の歯根は半分程度まで形成されていますが，下顎第二小臼歯の歯胚は下顎第二乳臼歯と比較してやや遠心にあるため，下顎第二乳臼歯の近心根は吸収していません．

　一般的に歯根が 2/3 程度形成された歯がもっとも萌出力をもつため，この状態で放置すると異所萌出や萌出不全を引き起こす可能性があります．下顎第二乳臼歯の抜去が必要な症例です．

■若年者の歯槽骨

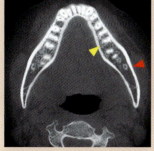
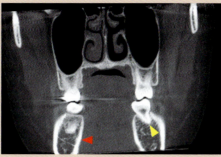
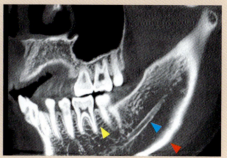

図2-60a〜c　若年者の歯槽骨を示す歯科用CBCT画像．a：下顎歯歯根レベルのaxial像．b：大臼歯レベルのcoronal像．c：歯列レベルのpanorama像．成人になり下顎骨が完成する．歯槽頂から歯根周囲では連続性のある太い骨梁を多数認め，外周の皮質骨に向かって伸び，歯を支持するように走行している（黄矢頭）．下顎骨皮質骨は非常に厚みをもって海綿骨を取り囲んでいる（赤矢頭）．下顎管の上下縁も明瞭に観察することができる（青矢頭）．　　　a｜b｜c

　また下顎第二大臼歯の歯根形成が始まり，さらに下顎智歯の歯胚に咬頭周囲の石灰化がみられます．下顎智歯の周囲が腫脹してはじめて自分に智歯があることを自覚する患者も多いので，画像検査においては下顎智歯の存在が発覚した時点で，その結果を患者に伝えることの重要性をこの症例は示唆しています．

　図2-58dは12歳児の顎骨における歯科用CBCT画像のpanorama像です．下顎第一小臼歯の萌出がみられます．歯根も成長していますが，根尖の閉鎖はありません．また下顎第二小臼歯は歯根が2/3程度まで形成されています．

　下顎第二乳臼歯は近遠心根とも吸収されていて，近いうちに自然脱落すると予測できます．後継永久歯の歯根が2/3程度形成されていて，先行乳歯に動揺がない場合には抜去を検討する必要がありますが，歯科用CBCT画像は根の位置や形態を三次元的に評価できるため，抜歯時期の決定に大いに寄与することができます．

3．永久歯列完成から成人前

　図2-59aは14歳児の顎骨における歯科用CBCT画像のpanorama像です．下顎第一小臼歯から下顎第二大臼歯の歯根はほぼ最終的に伸長していることがわかります．下顎第一小臼歯の根尖は閉鎖していますが，下顎第二小臼歯，下顎第二大臼歯の根尖は未完成です．智歯は歯冠部の半分程度まで石灰化しています．歯冠はやや近心を向いているのがわかります．

　図2-59bは16歳児の顎骨における歯科用CBCT画像のpanorama像です．下顎第二小臼歯および下顎第二大臼歯の根尖は閉鎖しています．また下顎第一大臼歯の遠心隣接面および下顎第二大臼歯の近心隣接面にはlow density areaを認めることから隣接面う蝕が疑われます．この時期は隣接面う蝕がやや多くみられる時期ですから，定期的な経過観察，予防および早期治療が必要です．

　図2-59cは18歳児の顎骨における歯科用CBCT画像のpanorama像です．下顎智歯の根尖が閉鎖しています．下顎智歯は水平埋伏状態ですが，歯科用CBCT画像を用いることにより歯根尖と下顎管との位置関係，歯根の彎曲や肥大などの形態を三次元的に確認できるので，より安全に抜歯を行うことが可能となります．

4．成人から高齢者

　歯の萌出が完了すると顎骨は成熟し，成長はほぼ止まります．乳児から幼児期にみられた赤色骨髄は，高校生ぐらいの年齢になるとほぼ脂肪髄（黄色骨髄）へ変化します．20歳代では下顎骨内の骨梁構造を図2-60に示したように明瞭に確認することができますが，経年的に骨梁は不明瞭化していき，また歯が

Chapter 2 歯科臨床において重要な正常構造物の歯科用 CBCT 画像と CT 画像

■ 中年者の歯槽骨

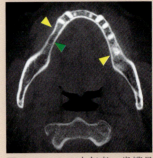 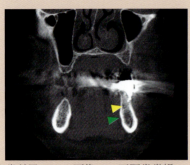 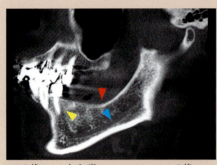

図 2-61a～c 中年者の歯槽骨を示す歯科用 CBCT 画像．a：下顎歯歯根レベルの axial 像．b：大臼歯レベルの coronal 像．c：歯列レベルの panorama 像．中年になると，う蝕や根尖性歯周炎による歯の喪失が増加する．とくに臼歯部に多く，歯が欠損した領域の歯槽骨では歯槽骨の吸収が進み顎堤の減少がみられる（赤矢頭）．骨梁は若年者と比較して細くなり，一部では連続性の消失もみられる（黄矢頭）．皮質骨の厚みは薄くなり，閉経後の女性で骨粗鬆症を発症した場合には，この頃から顕著な菲薄化が認められるようになる（緑矢頭）．下顎管も一部不鮮明な領域が観察できる（青矢頭）．　　　a｜b｜c

■ 高齢者の歯槽骨

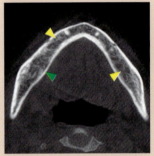 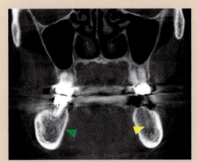 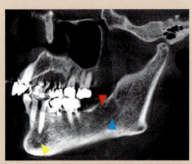

図 2-62a～c 高齢者の歯槽骨を示す歯科用 CBCT 画像．a：下顎歯歯根レベルの axial 像．b：大臼歯レベルの coronal 像．c：歯列レベルの panorama 像．高齢者になると骨梁構造は一層不規則な走行を呈し，細かなもので海綿骨内に充満するように認められる（黄矢頭）．とくに歯の欠損部位の歯槽骨では骨梁が不明瞭になる（赤矢頭）．皮質骨の厚みは薄くなり，骨粗鬆症を発症しやすい女性においては著明な菲薄化が認められる（緑矢頭）．個人差はあるが，下顎管の上縁を観察できない場合も多い（青矢頭）．　　　a｜b｜c

喪失することで骨梁の減少および消失が進行していきます（図 2-61, 62）．

とくに女性では閉経後，ホルモンバランスの異常により骨粗鬆症の症状が進行していきます．歯科領域では歯や顎骨の評価に用いるパノラマエックス線画像で下顎骨下縁の形態や厚みから骨粗鬆症の進行具合を診断することができます．

歯科用 CBCT 画像では下顎下縁皮質骨の形態や厚みを正確の評価することができ，骨粗鬆症のスクリーニングに有効です（図 2-61, 62）．

また骨粗鬆症の存在は歯科用インプラントを埋入する際に，過度な骨削除の誘発やオッセオインテグレーションの不獲得を生じる場合があるので，骨質の診断は重要ですが，歯科用 CBCT 画像ではこの診断は困難です．

歯の萌出は大体20歳から22歳の間にほぼ完了し，20歳代の歯は歯髄腔および根管が明瞭に認められますが（図 2-60），経年的に根管の石灰化が誘発され，根管狭窄を認めることが多くなります．

現代人の顎骨は退化傾向を示しており智歯の埋伏が多発しています．多くの場合，水平半埋伏状態を呈していて，う蝕や歯冠周囲炎を罹患しなかった場合，壮年期，中年期以降でも智歯が埋伏状態のままである症例が少なくありません．歯根完成期の埋伏歯の歯根膜腔は明瞭に観察することができますが，こちらも経年的に歯根膜腔が不明瞭となり，場合に

よっては40歳代でほとんど観察できないことがあります.

この場合は歯根の骨性癒着の可能性が疑われ，抜歯時の難易度が上昇します．とくに高齢者では高血圧や糖尿病などの全身疾患をもつ患者も多く，また骨性癒着などにより抜歯が困難になることも考えると歯科用CBCT画像にて詳細な術前の評価が必要です．

参考文献

1. 酒井修，金田隆(編著). 顎・口腔のCT・MRI. 東京：メディカル・サイエンス・インターナショナル社. 2016；25-66.

2. Ramamurthy R, Scheetz JP, Clark SJ, Farman AG. Effects of imaging system and exposure on accurate detection of the second mesiobuccal canal in maxillary molar teeth. Oral Surg Oral Med Oral Pathol Oral Radiol Endod . 2006：102(6)；796-802.

3. Bauman M. The effect of cone beam computed tomography voxel resolution on the detection of canals in the mesiobuccal roots of permanent maxillary first molars. Louisville, Ky, USA: University of Louisville School of Dentistry; 2009.M.S.thesis.

4. 上條雍彦. 図説口腔解剖学 1骨学(頭蓋学). 東京：アナトーム社. 1985；166,10-11,82,56-57,75,80， 89.

5. Antonio Nanci(編著),川崎賢三(監訳). Ten Cate 口腔組織学第6版. 東京：医歯薬出版. 2006；180-221.

6. Nishida I, Oda M, Tanaka T. et al. Detection and imaging characteristics of the gubernaculums tract in children on cone beam and multi-detector computed tomography. Oral Surg Oral Med Oral Pathol Oral Radiol.2015；120(2)：e109-117.

7. Oda M, Miyamoto I, Nishida I, et al. A spatial association between odontomas and the gubernaculum tracts. Oral Surg Oral Med Oral Pathol Oral Radiol Oral Surg Oral Med Oral Pathol Oral Radiol.2016；121(1)：91-95.

8. Ide F, Mishima K, Kikuchi K, et al. Development and growth of adenomatoid odontogenic tumor related to formation and eruption of teeth. Head and Neck Pathol.2011；5 (2)：123-132.

9. H. リック・ハーンズバーガー(著)，多田信平(訳). 頭頸部画像診断ハンドブック　断層解剖から学ぶ鑑別診断. 東京：メディカル・サイエンス・インターナショナル社. 1999；341-342,331-336.

10. Naitoh, M, Hiraiwa Y, Aimiya H, et al. Accessory mental foramen assessment using cone-beam computed tomography. Oral Surg Oral Med Oral Pathol Oral Radiol Endod. 2009；107(2)：289-294.

11. Yoshioka I, Tanaka T, Khanal A et al. Correlation of mandibular bone quality with neurosensory disturbance after sagittal split ramus osteotomy. Br J Oral Maxillofac Surg.2011；49(7)：552-556.

12. 大関紗織，五十嵐由里子. 近代以前の日本人における下顎隆起の出現頻度について. Anthropological Science.2007；115：97-107.

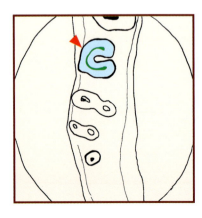

Chapter 3

上・下顎骨において見落としやすい正常および亜型(normal variation)の歯科用CBCT画像

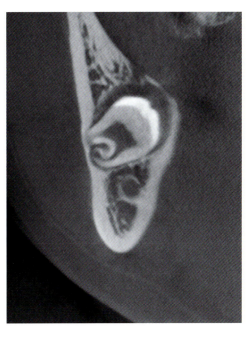

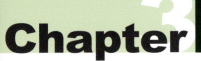

Chapter 3 上・下顎骨において見落としやすい正常および亜型（normal variation）の歯科用 CBCT 画像

I 正常構造物に対する亜型

　前述してきたように頭蓋骨および顔面骨は複雑ですが，歯科用 CBCT 画像を用いれば，その詳細まで評価することができます．そのため，それぞれの正常構造物に対する亜型（normal variation）を認めることが多いことを認識しておく必要があります．

　この章では前章と重複する部分もありますが，亜型を念頭において再度復習してみましょう．

II 上顎洞周囲の脈管や神経

　上顎洞周囲の脈管は上顎洞を取り囲む骨壁に沿って走行していて，上顎臼歯部の歯科用 CBCT 画像上に描出されることが多いです．上顎大臼歯や歯肉に分布する後上歯槽動脈は翼口蓋窩の付近から上顎洞後壁を類円形の bone defect area や陥凹の形態で走行しています（図 3-1）．

　一方，上顎骨の前方部では上顎洞前壁を類円形の bone defect area や陥凹の形態として走行する眼窩下動脈（前上歯槽動脈を分枝）に遭遇することが多いです（図 3-2）．この脈管は翼口蓋窩から眼窩下管を通って眼窩下孔から顔面に交通するものです．眼窩下動脈（前上歯槽動脈を分枝）は上顎小臼歯部や犬歯部だけでなく，上顎前歯部の歯および歯肉に分布しています．前上歯槽動脈と後上歯槽動脈は一部吻合しています[1]．口蓋粘膜に分布する脈管は大口蓋動脈であり，翼口蓋窩から大口蓋管を通って大口蓋孔から骨口蓋に走行する管状の bone defect area として観察されます（図 3-3）．

　その後方には前述した小口蓋管および小口蓋孔が bone defect area としてみられ，この内部を通る脈管が小口蓋動脈です（図 3-3）．この脈管は臼後部ならびに軟口蓋に分布しています[1]．翼口蓋窩からは蝶口蓋孔を通って鼻腔に交通する脈管様 bone defect area もみられます（図 3-4）．同脈管は蝶口蓋動脈と呼ばれ，鼻腔外側や鼻中隔に分布しています．

■上顎後方部の脈管と神経および後上歯槽動脈（矢印）

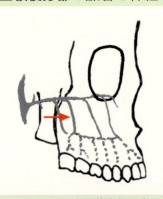
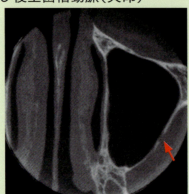
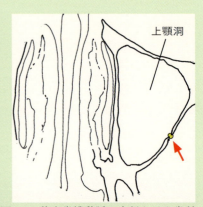

図 3-1 a〜c　a：上顎後方部の歯および歯周組織に分布する脈管および神経の解剖図．b：後上歯槽動脈の走行を示す歯科用 CBCT 画像（上顎洞中央レベルの axial 像）．c：b の解剖図．後上歯槽動脈は翼口蓋窩から歯槽孔を通って上顎洞後壁を構成する骨内を走行し，上顎大臼歯や歯肉に分布する．歯科用 CBCT 画像上では上顎洞後壁部を走行する管状の bone defect area として認められる（矢印）．

a | b | c

■上顎前方部の脈管と眼窩下動脈(矢頭)，前上歯槽枝(矢印)

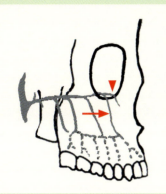 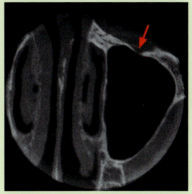 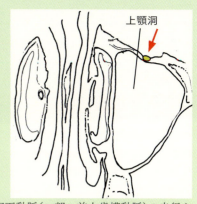

図3-2 a～c　a：上顎前方部の歯および歯周組織に分布する脈管の解剖図．b：眼窩下動脈(一部，前上歯槽動脈)の走行を示す歯科用 CBCT 画像(眼窩下方レベルの axial 像)．c：b の解剖図．前上歯槽枝は眼窩下管の後部で眼窩下動脈から分枝し，眼窩下孔の下で前壁に達する．その後，内側に向きを変え，上顎前歯や歯肉に分布する．歯科用 CBCT 画像上では眼窩下孔や上顎洞前壁部を走行する管状の bone defect area として認められる(矢印)．　　　a｜b｜c

■上顎口蓋部の脈管と大小口蓋動脈の走行

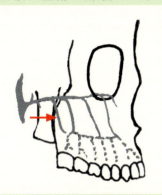 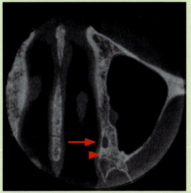 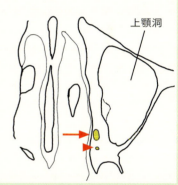

図3-3 a～c　a：上顎口蓋部の歯周組織に分布する脈管の解剖図．b：大小口蓋動脈の走行を示す歯科用 CBCT 画像(上顎洞中央レベルの axial 像)．c：b の解剖図．大口蓋動脈は翼口蓋窩から大口蓋管を通って大口蓋孔から骨口蓋に走行し，上顎口蓋部に分布する．小口蓋動脈は小口蓋管を通って小口蓋孔より開口し，臼後部や軟口蓋に分布する．歯科用 CBCT 画像上では大口蓋管(矢印)，小口蓋管(矢頭)を通って大口蓋孔，小口蓋孔から開口する bone defect area として認められる．　　a｜b｜c

■鼻腔外側や鼻中隔の脈管と蝶口蓋動脈(矢頭)，蝶口蓋管(矢印)

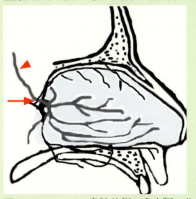 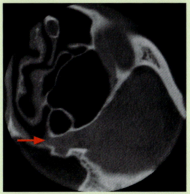 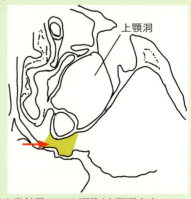

図3-4 a～c　a：鼻腔外側や鼻中隔に分布する脈管の解剖図．b：蝶口蓋動脈の走行を示す歯科用 CBCT 画像(上顎洞上方レベルの axial 像)．c：b の解剖図．蝶口蓋動脈は翼口蓋窩から蝶口蓋管を通って蝶口蓋孔から鼻腔に開口し，鼻腔外側や鼻中隔に分布する．歯科用 CBCT 画像上では蝶口蓋管(矢印)を通って，蝶口蓋孔から開口する bone defect area として認められる．　　a｜b｜c

Chapter 3

上・下顎骨において見落としやすい正常および亜型
（normal variation）の歯科用 CBCT 画像

■ 2 本に分枝している下顎管

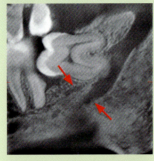
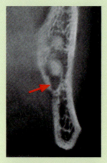
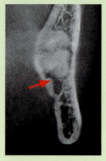
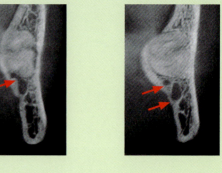
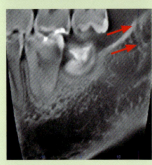
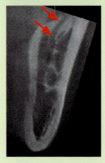

a	b	c	d
e	f		

図 3-5 a〜f　a〜f：下顎管が 2 本に分枝していることを示す歯科用 CBCT 画像．a, e：下顎左側臼歯部の panorama 像．b〜d：下顎左側智歯歯根尖レベルの cross section 像（近心部から b, c, d の順である）．下顎左側臼後部を走行する下顎管が近心に向かって 1 本から 2 本に分離している（a〜d の矢印）．e, f：臼後管を示す歯科用 CBCT 画像（a〜d とは別症例）．下顎管と連続して上行する管状の bone defect area は歯槽頂部で開口している（e, f の矢印）．

III 下顎骨の脈管や神経

下顎骨を走行する下歯槽動脈および下歯槽神経が走行する下顎管にも多数の normal variation がみられます．筆者らの経験上，数多くの下顎管には走行途中で分枝がみられることがあります（図 3-5）．

部位として多いのは下顎枝部と下顎智歯部です．ただし，その多くはこれまでの経験上，分枝後再度吻合しています．出現頻度の高いものに下顎管が臼後部で上行して，歯槽頂部に開口する臼後管が挙げられ，その出現頻度は約 20％と報告されています[2]（図 3-5）．

一方で，きわめて稀ではありますが，下顎管がはじめから 2 つ存在する例も報告されています[3]．その報告のなかでは，発症率は 0.08〜0.9％程度とされています．筆者らが経験したことがないことからも，頻度はきわめて少ないと思われます．ただし，臨床的には重篤な障害をもたらすこともあるためつねに留意しておく必要があるでしょう．

下顎管を走行する下歯槽動脈および下歯槽神経は下顎第一小臼歯と第二小臼歯間の根尖相当部の bone defect area であるオトガイ孔から頬側へ出ています．しかし，オトガイ孔から数ミリ離れた頬側皮質骨を貫通する管状の bone defect area がみられることがあります．この構造物は下顎管と連続しています．これが副オトガイ孔で，その出現頻度は約 10％程度とされています[2]（図 3-6）．

下顎管の走行はオトガイ孔付近で，ループ構造を示しているので，オトガイ孔より前方 2〜3 mm 程度の部位には下顎管が走行していることが多いのです（図 3-7）．また，下顎管はオトガイ孔として開口する前に前方に分枝を出しています．これは切歯枝と呼ばれています．

下顎骨前方のオトガイ舌筋とオトガイ舌骨筋が付着するオトガイ棘の周囲には歯科用 CBCT 画像上，脈管構造が明瞭に認められます（図 3-8）．オトガイ棘の正中部には下顎骨舌側皮質骨を貫通する舌孔と呼ばれる類円形の bone defect area を認めます（図 3-8）．出現率は約 90％程度と報告されています[4]．

■副オトガイ孔

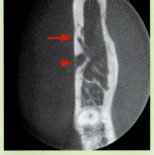
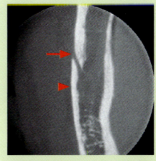
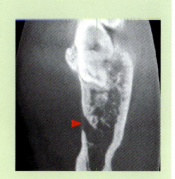
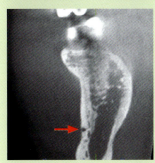
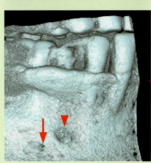

図3-6 a〜e　副オトガイ孔を示す歯科用 CBCT 画像．a：歯根尖レベルの axial 像．b：a より下方の axial 像．c：下顎第一小臼歯レベルの cross section 像．d：下顎第二小臼歯レベルの cross section 像．e：三次元像．下顎小臼歯根尖部に頬側皮質骨を貫通する bone defect area を2つ認める．近心のものがオトガイ孔であり（矢頭），それより遠心に開口している部分が副オトガイ孔である（矢印）．

■下顎管のループ構造と走行

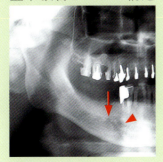
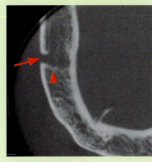
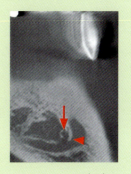
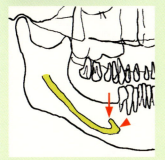
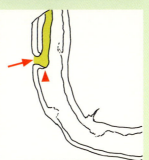

図3-7 a〜e　a：下顎管のオトガイ孔付近におけるループ構造を示すパノラマエックス線画像．b：歯科用 CBCT 画像（オトガイ孔レベルの axial 像）．c：同下顎臼歯部レベルの panorama 像．d, e：a, b の解剖図．下顎管はオトガイ孔より前方2〜3mm 近心部まで走行した後（矢頭），遠心部に戻って開口している（矢印）．

Chapter 3

上・下顎骨において見落としやすい正常および亜型（normal variation）の歯科用CBCT画像

■舌孔

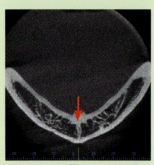
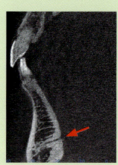

図3-8a,b　舌孔を示す歯科用CBCT画像．a：下顎骨下方レベルのaxial像．b：下顎正中レベルのcross section像．下顎骨正中部の舌側皮質骨を貫通する管状のbone defect areaとして舌孔が認められる（矢印）．

■下顎前歯部の栄養管

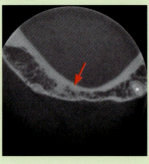
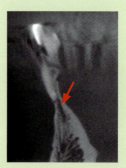
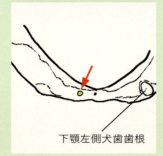
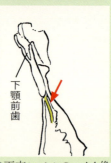

図3-9a〜d　下顎前歯部の栄養管を示す歯科用CBCT画像．a：下顎骨根尖下方レベルのaxial像．b：下顎中切歯レベルのcross section像．c,d：a,bの解剖図．歯科用CBCT画像上，下顎前歯部に管状のbone defect areaとして栄養管を認める（矢印）．

　舌孔は成書により舌側孔，オトガイ舌孔およびオトガイ棘孔とさまざまな記載がされているので注意が必要です．直径は1mm以下であり，切歯枝中を通る下歯槽動脈，舌動脈や顔面動脈の枝が吻合しています．下顎前歯部の歯科用インプラント埋入時に舌側皮質骨を穿孔すると出血や血腫の原因となることがあるため非常に重要です．さらにオトガイ棘周囲に走行する脈管構造には上行して，前歯部の歯槽頂部に分布していることも観察できます（図3-9）．

いわゆる栄養管として，エックス線画像でも確認できます（図3-9）．とくに，辺縁性歯周炎が進行し，慢性硬化性骨髄炎が続発すると明瞭化されます．

　下顎管と下顎第三大臼歯との接触所見に関する報告は口内法やパノラマエックス線画像で数多く認められています．具体的には，下顎第三大臼歯部を走行している下顎管壁が不明瞭化を示す（図3-10），彎曲などが挙げられています[5]．

　しかし，口内法やパノラマエックス線画像と歯科

■下顎智歯と下顎管との接触

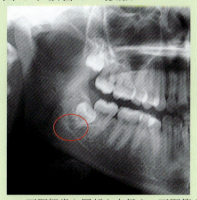
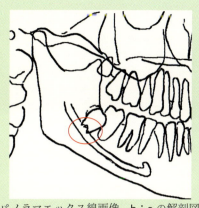

図3-10a,b　a：下顎智歯と同部を走行する下顎管との接触を疑わせるパノラマエックス線画像．b：aの解剖図．下顎右側智歯部を走行する下顎管壁は不明瞭化している（円内）．下顎管と下顎右側智歯との接触を疑う．

■下顎管と下顎智歯の接触

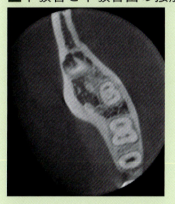
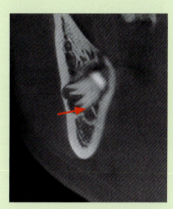
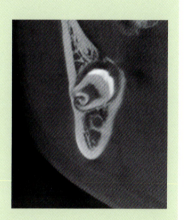
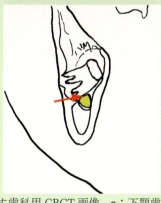

図3-11a〜d　下顎管と下顎智歯の接触を示す歯科用CBCT画像．a：下顎歯根レベルのaxial像．b, c：下顎右側智歯レベルのcross section像（bはcより遠心）．d：bの解剖図．図3-10と同一症例の歯科用CBCT画像である．下顎右側智歯と近接する下顎管の側壁は一部消失している（矢印）．下顎管と下顎右側智歯との接触である．

用CBCT画像とを併せて観察することで前述所見とは無関係に両者の接触がみられる症例が多いことがわかるのです．歯科用CBCT画像上，下顎管と下顎第三大臼歯との接触は下顎管壁の消失で判断できます（図3-11）．そこで，パノラマエックス線画像と歯科用CBCT画像を見比べてみると下顎管の走行が正常でも，両者の接触が認められる症例が多数あります．

Chapter 3

上・下顎骨において見落としやすい正常および亜型（normal variation）の歯科用 CBCT 画像

■ Temporal crest canal

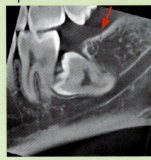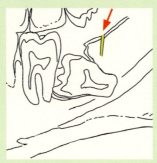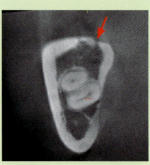

図 3-12a～c　Temporal crest canal を示す歯科用 CBCT 画像．a：下顎左側智歯部の panorama 像．b：a の解剖図．c：下顎左側智歯レベルの cross section 像．下顎左側臼後部を走行する管状の bone defect area が歯槽頂部で開口している（矢印）．この area は下顎管と連続することはない．　　　　　　　　　　　　　　　　　　　　a｜b｜c

■ 口蓋隆起，骨隆起，下顎隆起

a	b	c
d	e	f
g	h	i

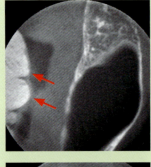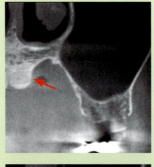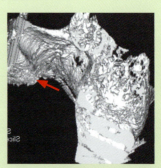

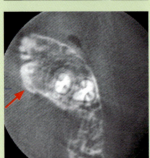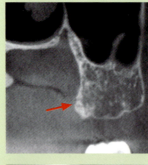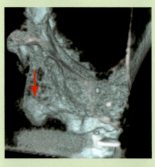

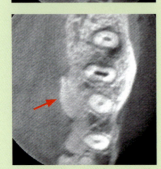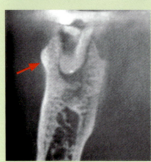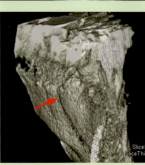

図 3-13a～i　口蓋隆起，骨隆起，下顎隆起を示す歯科用 CBCT 画像．a～c：口蓋隆起（a：上顎洞底部レベルの axial 像．b：上顎大臼歯レベルの cross section 像．c：三次元像）．d～f：上顎臼歯部の口蓋側の骨隆起（d：上顎臼歯歯根レベルの axial 像．e：上顎大臼歯レベルの cross section 像．f：三次元像）．g～i：下顎隆起（g：下顎小臼歯部の axial 像．h：下顎第一小臼歯部の cross section 像．i：三次元像）．a～c には上顎骨正中部に口蓋突起と連続する隆起状の high density structure として口蓋隆起が認められる（矢印）．d～f には上顎左側大臼歯部に口蓋側皮質骨と連続する突起状の high density structure として骨隆起が認められる（矢印）．g～i には下顎左側小臼歯の舌側皮質骨に連続する突起状の high density structure として下顎隆起が認められる（矢印）．

■上顎洞内の骨隆起と結石

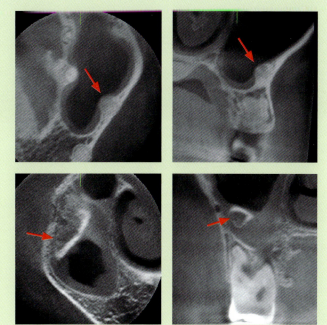

図3-14a〜d　上顎洞内の骨隆起と結石を示す歯科用CBCT画像．a, b：上顎洞内の骨隆起．c, d：結石（a, c：上顎洞中央レベルのaxial像．b, d：上顎大臼歯部のcross section像）．a, bには左側上顎洞底に連続する突起状のhigh density structureとして骨隆起が認められる（矢印）．c, dには右側上顎洞底に連続する突起状のhigh density structureとして結石が認められる（矢印）．

経験的にはパノラマエックス線画像上，下顎管の上・下壁が明瞭であっても両者が深く重なっている場合は接触していることが多いと考えています（図3-10, 11）．したがって，下顎第三大臼歯の抜歯に際しては，歯科用CBCT画像にて評価することが望ましいのです．比較的稀ではありますが，下顎骨の側頭（筋）陵にみられる脈管構造が観察されることがあります（図3-12）．Temporal crest canalと呼ばれ，側頭（筋）陵を取り囲むように走行し，その前縁と後縁で開口しています[6]（図3-12）．

Ⅳ　上下顎骨の骨腫など

上下顎骨にはさまざな領域に凸状のhigh density structureとして骨の添加が認められることがあり，骨腫もしくは骨隆起と呼ばれています．骨隆起が生じやすい領域は口蓋正中部，上顎臼歯部の頬側，下顎小臼歯の舌側（図3-13）です．もちろん，上下顎骨のどの部分にも骨腫は生じ，広範囲に多数の骨腫がみられる症例ではGardner症候群を疑う必要があるでしょう．Gardner症候群とはAPC（adenoma polyposis coli）遺伝子の変異で生じる疾患で大腸ポリポージス，軟部腫瘍，骨腫が3徴候です．大腸ポリポージスは癌化しやすいため，早期から予防処置として腸粘膜の摘出を行います．

副鼻腔の内部にも骨腫がみられることは多く[7]，好発部位は前頭洞ですが，上顎洞にも隆起状のhigh density structureとして骨腫が認められることがあります（図3-14）．さらに類似した構造物として上顎洞に塊状のhigh density structureがみられることもあります（図3-14）．これは上顎洞結石であり，上顎洞底に好発します．

上顎洞内の骨腫も結石も洞の正常排泄経路を妨げ

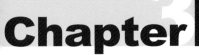
上・下顎骨において見落としやすい正常および亜型（normal variation）の歯科用CBCT画像

るため，隔壁とならんで上顎洞炎の原因の1つとなります．したがって，歯科用CBCT画像で発見した場合，その周囲に軟組織様構造物の有無を確認するべきでしょう．また上顎洞炎でない場合でもそのリスクについて患者に説明しておく必要があります．

上顎洞内における骨隆起と結石の鑑別は，その大きさや形態で判断します．類円形であれば骨隆起，不整形であれば結石である可能性が高いのですが，判断が難しい症例も多数あります．さらに上顎洞内には残根や異物なども認められるため鑑別にはつねに困難がともなうということも付記しておきます．

参考文献
1. 上條雍彦．図説口腔解剖学3脈管学．東京：アナトーム社．1985；502-507．
2. 内藤崇孝．デンタルインプラント治療における画像診断．口腔外科学会雑誌．2009；55：116-121．
3. Claeys V, Wackens G. Bifid mandibular canal: literature review and case report. Dentomaxillofacial Radiol 2005；34(1)：55-58．
4. Kawai T, Asaumi R, Sato I, Yoshida S, Yosue T. Classification of the lingual foramina and their bony canals in the median region of the mandible: cone beam computed tomography observations of dry Japanese mandibles. Oral Radiol. 2007；23(2)：42-48．
5. Tantanapornkul W, Okouchi K, Fujiwara Y, Yamashiro M, Maruoka Y, Ohbayashi N, Kurabayashi T. A comparative study of cone-beam computed tomography and conventional panoramic radiography in assessing the topographic relationship between the mandibular canal and impacted third molars. Oral Surg Oral Med Oral Pathol Oral Radiol Endod. 2007；103(2)：253-259．
6. Kawai T, Asaumi R, Kumazawa Y, Sato I, Yosue T. Observation of the temporal crest canal in the mandibular ramus by cone beam computed tomography and macroscopic study. Int J Comput Assist Radiol Surg. 2014；9(2)：295-299．
7. H. リック・ハーンズバーガー（著），多田信平（訳）．頭頸部画像診断ハンドブック 断層解剖から学ぶ鑑別診断．東京：メディカル・サイエンス・インターナショナル社．1999；368-369．

Chapter 4

歯科臨床において
遭遇する代表的疾患の
歯科用 CBCT 画像
および CT 画像

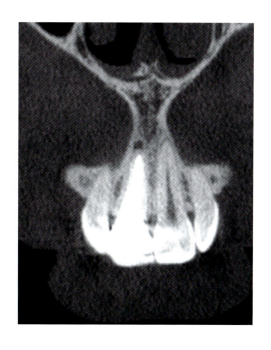

Chapter 4 歯科臨床において遭遇する代表的疾患の歯科用 CBCT 画像および CT 画像

I う蝕

う蝕をエックス線画像で透過像として観察するためには，脱灰した部分と正常歯質との透過性にある程度の差異が必要です．したがって，脱灰の程度が低いか脱灰の範囲が小さい場合には，透過性の差をエックス線画像上で描出することは不可能です．

通常30〜50％以上の脱灰が生じたとき，描出が可能となるのです．そのため脱灰の低い初期のう蝕は検出できず，また，う蝕の大きさは過小評価されることがあります．小児う蝕や初期う蝕がエックス線画像上で検出されないのはこのためなのです．

図4-1に下顎左側大臼歯部の冷水痛を主訴に来院した16歳女児のパノラマエックス線画像を示します．このパノラマエックス線画像からは下顎左側大臼歯部に明らかな異常は指摘できません．しかし図4-2に示した歯科用CBCT画像からは下顎左側第一大臼歯遠心部の象牙質内に正常像と比較して明ら

■ う蝕が認められないパノラマエックス線画像

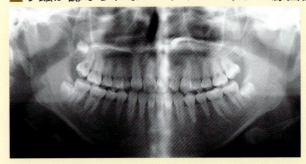

図4-1　下顎左側第一大臼歯におけるう蝕のパノラマエックス線画像．このパノラマエックス線画像からは下顎左側第一大臼歯に明らかな異常は認めない．

■ Low density area を認めた歯科用 CBCT 画像

a	b	c
d	e	f

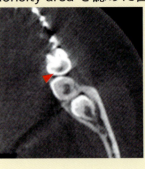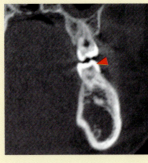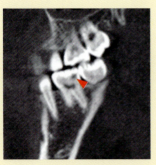

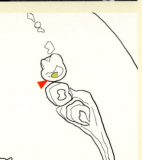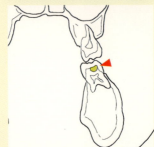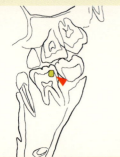

図4-2a〜f　図4-1と同じ患者の歯科用CBCT画像．a：下顎歯冠レベルのaxial像．b：下顎大臼歯レベルのcoronal像．c：下顎大臼歯部のpanorama像．d〜f：a〜cの解剖図．歯科用CBCT画像では下顎左側第一大臼歯遠心にう蝕によるlow density areaを認める（矢頭）．

■ う蝕が認められないパノラマエックス線画像

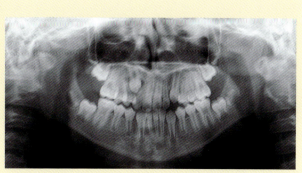

図4-3 上顎右側第一，第二小臼歯におけるう蝕のパノラマエックス線画像．このパノラマエックス線画像からは上顎右側第一，第二小臼歯に明らかな異常は認めない．

■ Low density area を認めた歯科用 CBCT 画像

a	b	c
d	e	f

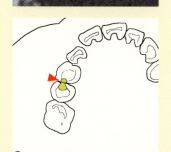 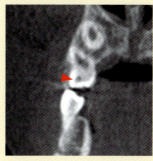 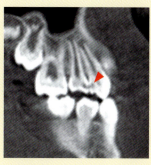

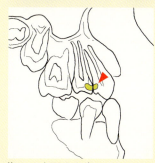

図4-4a～f 図4-3と同じ患者の歯科用 CBCT 画像．a：上顎歯冠レベルの axial 像．b：上顎小臼歯レベルの coronal 像．c：上顎小臼歯部の panorama 像．d～f：a～c の解剖図．歯科用 CBCT 画像からは上顎右側第一，第二小臼歯隣接面にう蝕による low density area を認める（矢頭）．

かな low density area を認めることができます．

これはう蝕による歯質の脱灰によってエックス線の吸収率が低下したことを意味しています．歯科用 CBCT 画像では多断面での観察が可能ですから，う蝕による実質欠損がどの範囲まで及んでいるかを容易に診断できるのです．

図4-3 は上顎右側小臼歯部の冷水痛を主訴に来院した11歳男児のパノラマエックス線画像です．このパノラマエックス線画像からは，上顎右側小臼歯の隣接面は叢生のため不明瞭であり，明らかな異常は指摘できません．しかし図4-4 に示した歯科用 CBCT 画像からは上顎右側第一および第二小臼歯の隣接面にう蝕による low density area を認めることができます．

このようにパノラマエックス線画像は断層域から外れた場合や歯列不正がみられる場合のう蝕の検出は非常に困難ですが，歯科用 CBCT 画像は三次元的に観察できるため病変の検出が容易なのです．

Chapter 4

歯科臨床において遭遇する代表的疾患の歯科用CBCT画像およびCT画像

■ フェネストレーションと頬側皮質骨の一部消失

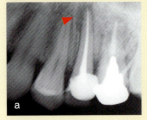 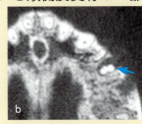 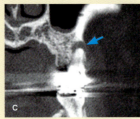 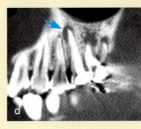
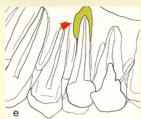 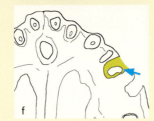 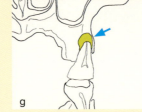 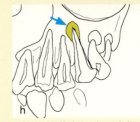

図4-5 a〜h　上顎左側第二小臼歯の根尖性歯周炎．a：口内法エックス線画像．b〜d：歯科用CBCT画像（b：上顎歯根レベルのaxial像．c：上顎小臼歯レベルのcoronal像．d：上顎小臼歯部のpanorama像）．e〜h：a〜dの解剖図．小臼歯の根管治療終了後，4か月経過しても，咬合痛は消失しなかった．aの口内法エックス線画像上では根尖部の透過像の残存は確認できるが（赤矢頭），頬舌側の骨消失の程度を診断できない．b〜dの歯科用CBCT画像では上顎左側第二小臼歯の根尖部歯槽骨に境界明瞭なlow density areaを認める．典型的なフェネストレーションである骨消失領域と近接する頬側皮質骨の一部消失が認められる（青矢印）．

II　歯周炎

　歯周炎は，歯の周囲組織に起こる炎症の総称で，主に口腔内常在菌（産生物，抗原を含む）の感染が原因とされています．歯周炎は発生部位により大きく分けて根尖性歯周炎，辺縁性歯周炎，歯冠周囲炎に分類されます．いずれも臨床で遭遇することの多い疾患です．

　これらの疾患は的確な診断と適切な治療が施されれば重症になることは少ないのですが，感染が進行すると重篤化し，骨髄炎や歯肉膿瘍を発症してしまいます．歯周炎の一般的エックス線画像所見は「境界不明瞭なエックス線透過像」であり，その周囲に不透過性変化をともなうこともあります．

　歯科用CBCT画像では骨消失領域がlow density areaとして観察され，その周囲には骨硬化性変化であるhigh density change（エックス線吸収値が高くなった領域）を示すこともあります．歯周炎による骨消失は，前述したとおり「境界不明瞭なlow density area」です．悪性腫瘍による骨消失も歯周炎に似た所見を呈します（IV.3.「悪性腫瘍」の項目を参照）．両者の鑑別診断を誤った場合，悪性腫瘍の発見を遅らせることにつながるため，「境界不明瞭なエックス線透過像」を観察した場合には注意深く評価する必要があります．

1．根尖性歯周炎

　根尖性歯周炎は歯髄壊死や根管治療後の根管を介して細菌感染が根尖周囲組織に及ぶことで発生します．歯と歯周組織の境界には歯根膜が存在しますが，この歯根膜内の組織に炎症による血管透過性の亢進，浸出液の漏出，炎症性細胞浸潤が生じると，エックス線画像上では組織腫脹，不明瞭化を示します．したがって，根尖性歯周炎でも，感染経路に近い歯根膜腔が正常の0.2mmより拡大し，0.5mm以上となります．

　この状態が歯根膜腔の拡大で，歯周炎の特徴的所

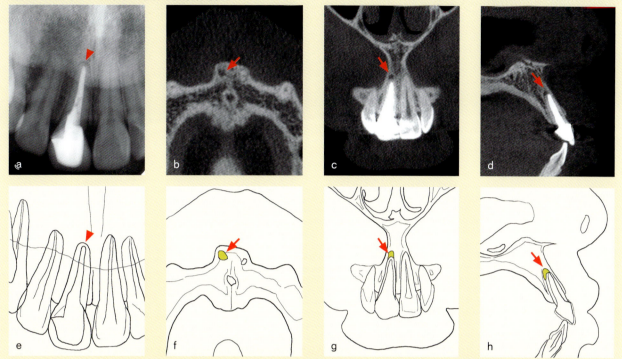

■ 上顎右側中切歯の根尖性歯周炎

図4-6 a〜h　a：口内法エックス線画像．b〜d：歯科用CBCT画像(b：上顎歯根レベルのaxial像．c：上顎前歯レベルのcoronal像．d：同cross section像)．e〜h：a〜dの解剖図．aの口内法エックス線画からは上顎右側中切歯根尖部の歯根膜腔は若干拡大していることしかわからない(矢頭)．経過観察を行ったが，1か月以上経過しても違和感は消失しなかった．b〜cの歯科用CBCT画像では根尖部に歯根膜腔の拡大とそれに連続するlow density areaを認める(矢印)．

見の1つです．根尖性歯周炎の急性期では患者は激しい疼痛などの臨床症状を訴えますが，エックス線画像ではほぼ変化が認められないか，あるいは歯根膜腔の拡大のみということが多いでしょう．

根尖性歯周炎がさらに進行すると，エックス線画像では，歯根膜腔の拡大に連続する歯槽骨の消失として表されます．はじめに，歯槽硬線の不明瞭化および消失が生じます．

根尖性歯周炎はその後の生体反応により歯根肉芽腫，歯根嚢胞へと変化していくこともあります．歯根肉芽腫は長径が8mm以上になることは非常に稀ですから，それを超えた場合には歯根嚢胞と診断できます．

歯根肉芽腫は歯内療法で処置可能ですが，歯根嚢胞は口腔外科的処置が必要ですから両疾患の鑑別は非常に重要です．

歯科用CBCT画像では口内法エックス線画像やパノラマエックス線画像と同様に，歯根膜腔の拡大とそれに連続する境界不明瞭なlow density areaとして観察されます．

その際，歯槽硬線は消失します．根尖性歯周炎が歯槽骨に波及した場合，それに続発した慢性硬化性骨髄炎を惹起することが多いので，それぞれ示した画像の周囲歯槽骨にはエックス線画像上は不透過性亢進，歯科用CBCT画像上では瀰漫性に広がるhigh density changeとして示されます．同時に，口内法エックス線画像などでは困難であった頬舌側方向への病変の広がり，下顎管や上顎洞と病変との関係，皮質骨の消失によるフェネストレーションの有無が判断できます(図4-5)．さらに口内法エックス線画像では描出できない初期の根尖性歯周炎も検出可能です(図4-6)．

また歯科用CBCTはエックス線の入射方向に関係がないため，歯根破折の診断にも有用です．しか

Chapter 4

歯科臨床において遭遇する代表的疾患の歯科用CBCT画像およびCT画像

■ 下顎左側大臼歯部における辺縁性歯周炎

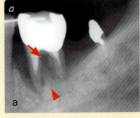
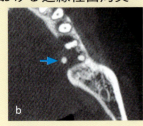
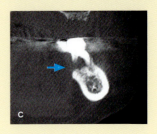
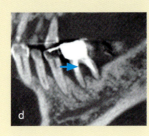
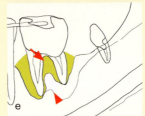
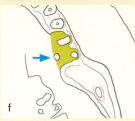
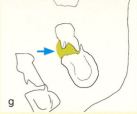
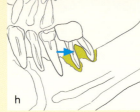

図4-7 a～h　a：口内法エックス線画像．b～d：歯科用CBCT画像（b：下顎歯根レベルのaxial像．c：下顎大臼歯レベルのcoronal像．d：下顎臼歯部のpanorama section像）．e～h：a～dの解剖図．aの口内法エックス線画像からは歯根分岐部にエックス線透過像を認める（赤矢印）が，根尖部の骨が残存している（赤矢頭）．しかし，b～dの歯科用CBCT画像からは下顎左側第一大臼歯の歯根周囲に水平的な骨消失がみられ，歯根分岐部にも骨消失を認める（青矢印）．

■ 下顎左側大臼歯部における辺縁性歯周炎

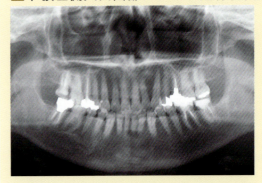
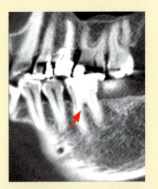
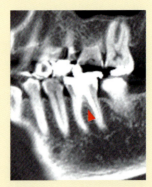
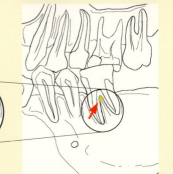
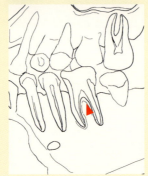

a	b	c
d	e	

図4-8 a～e　a：パノラマエックス線画像．b,c：歯科用CBCT画像における下顎臼歯部のcross section像．d,e：b,cの解剖図．aのパノラマエックス線写真からは全顎的な骨消失と読像できるが，b,cの歯科用CBCT画像からは下顎左側第一大臼歯の歯根分岐部の骨消失（矢印）を認め，またこの骨消失は頬側に限局し，根中央部では認められないことがわかる（矢頭）．

し金属アーチファクトにより破折線が隠れる場合や疑似破折線の発生により誤診へとつながる恐れもあるので，注意が必要です．根管形態，根管数および彎曲も三次元的に把握できるため，適切な根管治療

今さら聞けない歯科用 CBCT と CT の読像法

細菌数
口腔内には 1,000 種以上とも推定される細菌が 1 g あたり 1,000 億個程度存在する.

糖尿病
歯周病の存在により血糖値が上昇し，糖尿病のコントロールを困難にする．別の側面としては，歯周病の 1 原因として糖尿病が挙げられる．糖尿病による免疫力の低下，結合組織や血管の脆弱化および創傷治癒効果の遅延により歯周病が惹起される． 　したがって，糖尿病の患者は歯周病になりやすく，さらに歯周病が糖尿病を増悪させていき，負のスパイラルを形成する．一方で，糖尿病のコントロールに加えて歯周病の治療を適切に行うことで糖尿病の治療効果が向上する．

低体重児出産
早産による低体重児出産と妊娠中での歯周病の存在との間に関係がある．妊娠中はいくつかの要因が関与して歯周病が惹起しやすい．したがって，妊娠中は歯周病になりやすく，それにより早産による低体重児出産のリスクが上昇する．

高齢者の誤嚥性肺炎
口腔内の清掃を行った高齢者は行わなかった高齢者と比較して，誤嚥性肺炎が有意に低下する．とくに寝たきりの状態や手術によって口腔機能が低下し，正常な嚥下運動を行うことができなくなった高齢者は注意する必要がある．

細菌性心内膜炎の一部など
細菌性心内膜炎の 1 原因に口腔内細菌による感染が重要視されている．とくに，免疫力が低下する高齢者や周術期の患者にはそのリスクが高まると考えられている．そのため，ブラッシングなどによる口腔内環境を清潔に保つことが求められている．

図 4-9　辺縁性歯周炎と関連する全身疾患の分類.

に有用で，さらに根尖部の位置や頬側皮質骨の消失状態もわかるので，歯根端切除術の治療にも重要な情報を術者にもたらしてくれます.

2．辺縁性歯周炎

　辺縁性歯周炎はプラークによって生じる代表的な炎症性疾患であり，口腔内常在菌の感染が直接歯周組織に広がります．具体的には口腔と直接接している歯肉，歯根膜および歯槽骨に細菌感染が生じ，炎症性変化を示します．画像上は歯槽骨の消失が特徴です．歯科用 CBCT 画像では口内法エックス線画像やパノラマエックス線画像と同様に歯槽骨の消失領域が low density area として観察されます．歯科用 CBCT 画像では歯の周囲における骨欠損を

囲む骨壁の数（2 壁性，3 壁性など）やその高さ（図4-7），垂直的骨吸収や歯根分岐部病変の位置，骨消失の程度を三次元的に確認することができます.

　図 4-8 は下顎左側第一大臼歯部の頬側歯肉の腫脹を主訴に来院された42歳女性のパノラマエックス画像と CBCT 画像です．パノラマエックス画像からは全顎的な骨消失は読像できますが，歯科用 CBCT 画像からは下顎左側第一大臼歯の歯根分岐部の骨消失を認めるとともに，骨消失は頬側に限局し，根中央部では認められないことがわかります.

　このようなことから歯周外科の手術範囲や切開の位置決定に有用なだけでなく，スケーリングやルートプレーニングなどの治療計画にも有効です.

　また歯科用 CBCT 画像は治療後の骨変化におけ

Chapter 4

歯科臨床において遭遇する代表的疾患の歯科用 CBCT 画像および CT 画像

■下顎右側智歯における歯冠周囲炎

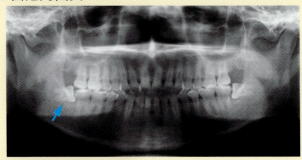

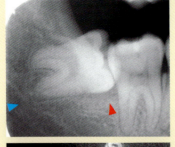
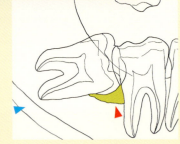

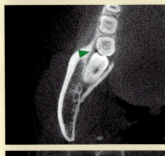
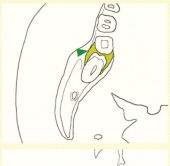

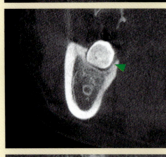
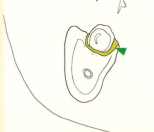

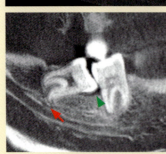
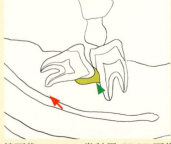

図 4-10a〜i　a：パノラマエックス線画像．b：口内法エックス線画像．c〜e：歯科用 CBCT 画像（c：下顎歯根レベルの axial 像，d：下顎智歯レベルの coronal 像，e：下顎智歯部の panorama 像）．f〜i：b〜e の解剖図．a のパノラマエックス線画像からは下顎右側智歯の埋伏を認める（青矢印）．b の口内法エックス線画像からは下顎右側智歯は半埋伏しており，近心の歯冠腔にやや拡大を認める（赤矢頭）．歯根膜腔は明瞭に認められる（青矢頭）．c〜e の歯科用 CBCT 画像では半埋伏智歯の歯冠腔と連続する low density area を認める（緑矢頭）．下顎右側智歯の根尖は下方へ彎曲している（赤矢印）．

る経過観察を行う際，歪みや拡大をともなう口内法エックス線画像を用いた場合と比較して，より正確に三次元的な評価が可能となります．しかし歯科用CBCT画像では金属アーチファクトが発生してしまうため，多数の金属，とくに鋳造冠やメタルコアが使用された口腔内では，骨消失の評価に注意が必要です．

最近の研究から，糖尿病や低体重児出産は辺縁性歯周炎と関連する可能性があることが示されています（図4-9）．糖尿病の増悪因子の1つが歯周病であり，逆に歯周病の原因の1つに糖尿病の可能性が疑われています．

糖尿病による免疫力の低下，結合組織や血管の脆弱化および創傷治癒効果の遅延により歯周病が惹起されるため，糖尿病のコントロールに加えて歯周病の治療を適切に行うことで糖尿病の治療効果が向上すると考えられています．

また低体重児出産と妊娠中の歯周病との間にも両者の関連性が認められています．妊娠中は歯周病になりやすく，それにより早産による低体重児出産のリスクが上昇することによる，負のスパイラルが想定されます．そのため，産婦人科と歯科はお互い緊密に連携を図り，妊娠中には歯科医院で定期的にメンテナンスを行い，歯周病の抑制を図ることが求められています．

3．歯冠周囲炎

歯冠周囲炎はどの歯にも発症する可能性がありますが，智歯（とくに下顎）が大部分を占めています．したがって，ここでは下顎および上顎智歯の歯冠周囲炎を中心に解説していきます．

智歯周囲炎は埋伏智歯歯冠周囲軟組織の細菌感染による炎症です．現代人の顎骨の大きさは古代人と比較して矮小化しているといわれており，下顎智歯の萌出するスペースが不足する場合が多いのです．

このため智歯は不完全萌出を起こしやすく，歯冠周囲に形成された盲囊内が不潔になり，歯冠周囲炎を発生させます．歯科用CBCT画像では口内法

エックス線画像やパノラマエックス線画像と同様に，智歯の歯冠腔と連続した境界不明瞭なlow density areaとして観察されます（図4-10）．

そして歯科用CBCT画像は三次元的な状態を描出することが可能ですから，炎症の広がりや，隣接する海綿骨の骨硬化の範囲なども確認することができます．

歯冠周囲炎を発症している智歯の基本的な処置は消炎後抜去ですから智歯を抜去するために必要な情報を取得する手段として歯科用CBCT画像は非常に有効です．

具体的には智歯が頬舌側方向に転位している場合，口内法エックス線画像では歯冠と歯根が重複し歯の形態の把握は困難ですが，歯科用CBCT画像ならば形態を三次元的に把握し，どの方向から抜歯を行うのが適切かを判断しやすくなります．

水平埋伏智歯では，歯冠や歯根などさまざまな部位で下顎管と近接および接触する症例が多く，両者が近接や接触している場合，抜歯操作（歯冠分割を行う場合や梃子での脱臼など）により下顎管の圧迫，時に損傷を生じる恐れがあります．

しかし，歯科用CBCT画像を用いることで第2章や第3章で示したように下顎管と埋伏智歯との位置関係を三次元的に把握することが可能になりますから，障害を予見し，回避できます．また下顎管だけではなく，舌側皮質骨の厚みや歯との関係も三次元的に確認することもできます．さらに舌側皮質骨骨折による智歯の舌側軟組織への迷入を未然に防ぐこともできます．上顎においても上顎洞底と智歯との関係を把握することで上顎洞の穿孔や迷入を予見し，回避できるでしょう．

智歯抜去を困難にするほかの要因としては，歯根の彎曲や肥大や癒着が挙げられます．歯科用CBCT画像であれば，歯の形態を詳細な三次元的評価ができるため，歯根の分割方法や切開，脱臼，抜去する方向の計画に用いることができ，智歯抜去をより速やかにかつ無駄な侵襲を与えずに行うことができます．

Chapter 4

歯科臨床において遭遇する代表的疾患の歯科用 CBCT 画像および CT 画像

■ 正中部上顎骨骨髄炎

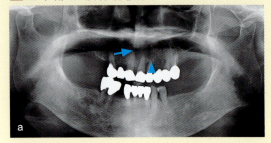 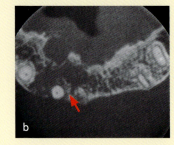 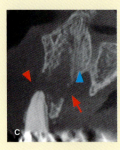
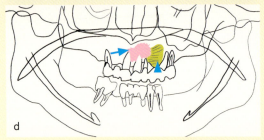 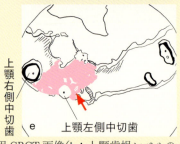 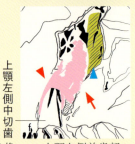

図 4-11a～f　a：パノラマエックス線画像．b, c：歯科用 CBCT 画像(b：上顎歯根レベルの axial 像．c：上顎左側前歯部レベルの cross section 像)．d～f：a～c の解剖図．a のパノラマエックス線画像からは上顎両側中切歯根尖部の歯根膜腔の拡大とそれに連続する骨消失領域(青矢印)を認め，さらにその周囲歯槽骨は瀰漫性に硬化性変化を示しているのがわかる(青矢頭)．b, c の歯科用 CBCT 画像からは骨消失領域周囲は骨梁構造が喪失，いわゆる粗造化(赤矢印)していること，また骨消失領域に近接する頬側皮質骨の一部の消失を認める(赤矢頭)．

III 顎骨骨髄炎

　顎骨骨髄炎は大まかに骨消失を中心とする化膿性骨髄炎と骨形成をきたす硬化性骨髄炎とに分類すると画像上理解しやすいでしょう．さらに発症時期，発症部位および原因などを加えて診断名とします．

　前述したとおり，顎骨骨髄炎の原因は根尖性歯周炎，辺縁性歯周炎，歯冠周囲炎などの炎症範囲が骨髄まで広がった症例がほとんどです．つまり口腔内常在菌の混合感染が原因となります．後述しますが，ビスフォスフォネート製剤などの薬剤を投与されている患者では炎症性変化がとくに破壊的となるため，かなりの注意を払う必要があります[1]．

　それ以外にも，結核，梅毒，放線菌などの特異性菌によるもの，放射線によるものや化学物質によるものも顎骨骨髄炎の発症の原因に挙げられます[2]．

　顎骨骨髄炎は上下顎ともに発症しますが，循環の特徴により下顎骨のほうが重篤化しやすいのです．

　顎骨骨髄炎は，その程度に相違はありますが，発症原因による画像所見に大きな差異はありません．歯科用 CBCT 画像上の所見は原因となる炎症に近接して広がる骨の粗造化(骨吸収による骨梁構造の喪失)，骨消失および骨の硬化性変化(図 4-11)です．骨膜反応や皮質骨の消失(図 4-12)や骨が消失している領域に軟組織がみられることもあります(図 4-13)．この場合は全身用 CT が必要となります．

　顎骨骨髄炎ではこれらの所見が複雑に入り交じっているのですが，とくに軟組織が広範囲にみられる症例は画像上で悪性腫瘍との鑑別が難しいことも多く，そのため臨床経過の把握，血液検査データおよ

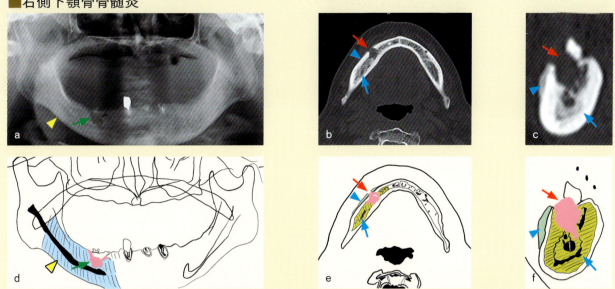

図4-12a〜f　a：パノラマエックス線画像．b, c：CT画像（b：下顎歯根レベルのaxial像．c：下顎右側小臼歯レベルcross section像）．d〜f：a〜cの解剖図．aのパノラマエックス線画像からは下顎右側白歯部を中心に骨は粗造化（緑矢印）し，周囲の骨には瀰漫性に広がる不透過性亢進領域を認める（黄矢頭）．b, cのCT画像からはその周囲歯槽骨は瀰漫性に硬化性変化を示し（青矢印），上記領域に隣接する頬側皮質骨には骨膜反応（青矢頭）が認められる．また，頬側皮質骨は一部消失していることもわかる（赤矢印）．

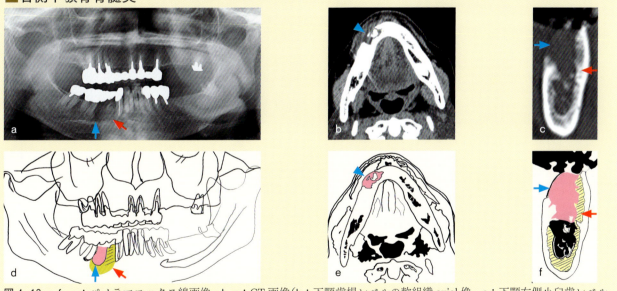

図4-13a〜f　a：パノラマエックス線画像．b, c：CT画像（b：下顎歯根レベルの軟組織axial像．c：下顎右側小臼歯レベルのcross section像）．d〜f：a〜cの解剖図．下顎右側小臼歯部の骨消失領域（青矢印）は軟組織様構造物で満たされていることがわかる（青矢頭）．肉芽組織の存在である．その周囲歯槽骨は瀰漫性に硬化性変化している（赤矢印）．

び腫瘤の有無を評価することを忘れてはなりません．
　骨の硬化性変化がみられる症例では，周囲の栄養管が明瞭化します．下顎管が明瞭化している場合，慢性硬化性骨髄炎を疑う必要があります（図4-12）．
　化膿性炎が広範囲に広がる場合，骨壊死を生じることがあり，これが腐骨で，生体の排除機能で肉芽

Chapter 4

歯科臨床において遭遇する代表的疾患の歯科用 CBCT 画像および CT 画像

■ 上顎骨骨髄炎

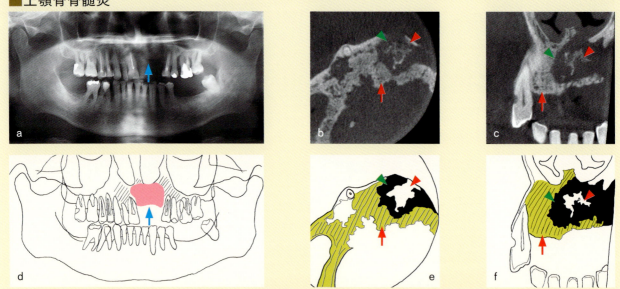

図4-14a〜f　a：パノラマエックス線画像．b, c：歯科用 CBCT 画像（b：上顎歯根レベルの axial 像．c：上顎前歯部の coronal 像）．d〜f：a〜c の解剖図．a のパノラマエックス線画像からは上顎前歯部を中心に骨の粗造化（青矢印）を認める．b, c の CBCT 画像からは骨消失領域（緑矢頭）とその周囲歯槽骨が瀰漫性に硬化性変化していることがわかる（赤矢印）．さらに同骨消失領域の内部に塊状の不透過像（high density structure）を認める（赤矢頭）．腐骨形成の所見である．

■ 右側下顎骨骨髄炎（Garre's 骨髄炎）

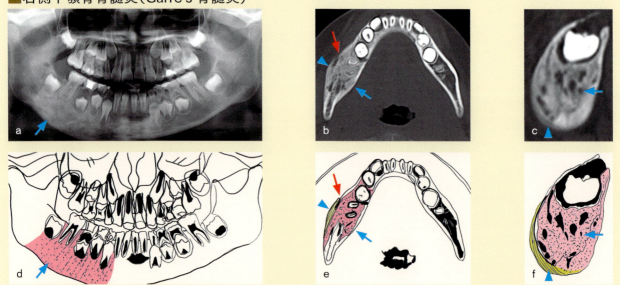

図4-15a〜f　a：パノラマエックス線画像．b, c：CT 画像（b：下顎歯根レベルの axial 像．c：下顎右側大臼歯部レベルの cross section 像）．d〜f：a〜c の解剖図．患者は7歳の女児．下顎右側臼歯部を中心に骨は瀰漫性に硬化性変化を示している（青矢印）．上記領域に隣接する頬舌側皮質骨にはタマネギの皮状の骨膜反応（青矢頭）が認められる．また一部の頬側皮質骨は消失している（赤矢印）．

組織により生きた骨組織より分離されます．パノラマエックス線画像上，一層の透過帯に取り囲まれた塊状の不透過物として認められます（図4-14）．これは腐骨となった顎骨の一部が塊状の不透過物とし

■ 左側下顎骨骨髄炎

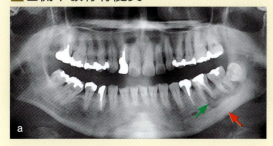
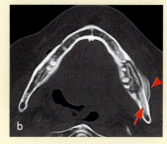
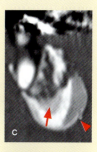
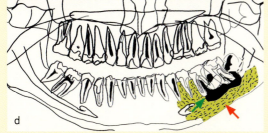
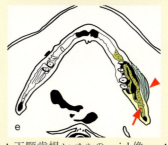
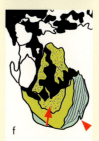

図4-16a〜f　a：パノラマエックス線画像．b, c：CT画像（b：下顎歯根レベルのaxial像．c：下顎左側大臼歯部のcross section像）．d〜f：a〜cの解剖図．患者は67歳の男性でビスフォスフォネート製剤を長期にわたり投与されている．aのパノラマエックス線画像からは下顎左側大臼歯部を中心に骨は顕著に粗造化（緑矢印）し，その周囲歯槽骨は広範囲にわたり瀰漫性に硬化性変化していることがわかる（赤矢印）．この変化を示している領域の海綿骨と皮質骨は分離している．b, cのCT画像からはこの領域に隣接する頬側皮質骨は消失し，骨膜反応（赤矢頭）を認める．

て，周囲の肉芽組織が透過帯として描画された結果です．

　CT画像でも，腐骨は塊状のhigh density structureとして，周囲の肉芽組織はそれを取り囲むlow density areaとして確認できます（図4-14）．硬化性骨髄炎が比較的若年者に生じた場合，皮質骨に連続する骨膜性骨新生像を示す場合は，Garre's骨髄炎と呼ばれるもので，画像ではタマネギの皮状にみえる骨膜反応が確認できます[3]．

　図4-15は7歳の女児の画像ですが，パノラマエックス線画像からは下顎右側臼歯部を中心に，骨が瀰漫性に硬化性変化を示していることがわかります（図4-15aの青矢印）．さらに図4-15b, cのCT画像からは，この領域に隣接する頬舌側皮質骨にはタマネギの皮状の骨膜反応（青矢頭）が認められます．また一部の頬側皮質骨は消失していることがわかります（赤矢印）．

　最近注目されているものとして，ビスフォスフォネート製剤を代表例としていくつかの薬剤を投与されている患者への歯科処置後に生じる重篤な骨髄炎が挙げられます[1]．

　薬剤関連顎骨壊死（Medication-related osteonecrosis of the jaws: MRONJ）と呼ばれ，主に抜歯などの小手術後に発症しますが，重篤な辺縁性歯周炎の存在のみでも発症することが報告されています．代表的な薬剤としては，ビスフォスフォネートに加え，分子標的薬であるデノスマブ，ベバシズマブ，スニチニブが挙げられます．

　図4-16はビスフォスフォネート製剤を長期にわたり投与されていた67歳の男性の症例です．図4-16aのパノラマエックス線画像からは下顎左側大臼歯部を中心に骨は顕著に粗造化（緑矢印）し，その周囲歯槽骨は広範囲にわたり瀰漫性に硬化性変化していることはわかりますが（赤矢印），図4-16b, cのCT画像からは，さらにこの領域に隣接する頬側皮質骨の消失と骨膜反応（赤矢頭）が認められます．

　このように薬剤関連顎骨壊死では画像上，顕著な骨の粗造化，骨消失，腐骨形成，骨膜反応，骨硬化

Chapter 4

歯科臨床において遭遇する代表的疾患の歯科用 CBCT 画像および CT 画像

■ 正中部下顎骨骨髄炎

a | b | d
--- | c |

e | f | h
--- | g |

図 4 -17a〜h　a：パノラマエックス線画像．b〜d：CT 画像(b：下顎歯根レベルの硬組織モードの axial 像．c：下顎歯根レベルの軟組織モードの axial 像．d：下顎右側前歯部の cross section 像)．e〜h：a〜d の解剖図．患者は51歳の女性でビスフォスフォネート製剤を長期にわたり投与されている．a のパノラマエックス線画像から下顎前歯部を中心に骨の顕著な粗造化(青矢印)と骨硬化領域(赤矢印)を認める．b〜d の CT 画像からは，その周囲歯槽骨が広範囲にわたり瀰漫性に硬化性変化し(緑矢印)，骨消失領域(青矢頭)には腫瘤様にもみえる広範囲な軟組織様構造物が認められる(赤矢頭)．この領域に隣接する頬側皮質骨にも顕著な消失が認められる(青矢印)．

が認められます．筆者らの経験上，症状の特徴として，皮質骨と海綿骨との間が分離した骨消失像が認められます．また，広範囲に広がった症例では骨消失領域や近接した骨外に腫瘤様の soft tissue density structure が認められます(図 4 -17)．

このような場合では歯科用 CBCT 画像で評価することは困難になります．この所見は薬剤関連顎骨壊死以外の顎骨骨髄炎でもみられることがあり，軟組織を評価できる検査(Multi-Detector row〈MD〉CT, MRI)を選択するべきでしょう．

■歯根嚢胞とエナメル上皮腫

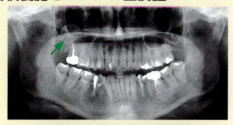
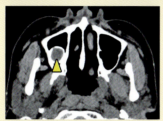
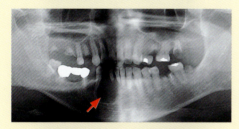
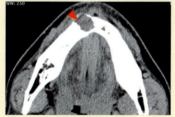
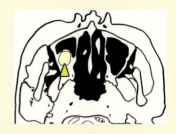
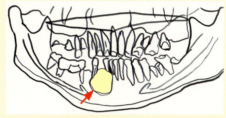
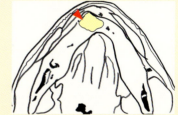

図4-18a〜h　a, b：歯根嚢胞のパノラマエックス線画像とCT画像．c, d：エナメル上皮腫のパノラマエックス線画像とCT画像．e〜h：a〜dの解剖図．aのパノラマエックス線画像より，上顎右側第二大臼歯の歯根膜腔は拡大し，それに連続する類円形のエックス線透過像を認める（緑矢印）．bのCT画像上，病変内部のCT値は30HUである（黄矢頭）．腫瘤内部は液性成分の貯留である．cのパノラマエックス線画像より，下顎右側小臼歯部に類円形のエックス線透過像を認める（赤矢印）．dのCT画像上，病変内部のCT値は60HUである（赤矢頭）．腫瘤内部は充実組織である．嚢胞と腫瘍がCT値より鑑別できる．

IV　嚢胞と腫瘍

　顎骨内の腫瘍性病変を評価する場合は基本的に全身用CTもしくはMRIを用いるべきです．現在の全身用CT装置は多くのものが検出器を多列にもっているMDCTです．腫瘍性病変に対してMDCTやMRIを用いるほうが適切であるという理由は，病変の内部性状が把握可能だからです．歯科用CBCT画像では軟組織間の差異をコントラストとして描出することは難しいでしょう．

　一方，MDCTはCT値を算出してその値に従って描画されているため，病変内部のCT値を測定すればその病変の内部性状を示唆することが可能となります（図4-18）．1例を挙げれば，歯根嚢胞のCT値はほぼ20〜40HUですが，エナメル上皮腫は充実性を示す領域では50〜60HUを示します（図4-18）．

　MRIでも，病変内部の信号強度により嚢胞性病変であればT2強調画像で高信号を呈します（図

Chapter 4

歯科臨床において遭遇する代表的疾患の歯科用 CBCT 画像および CT 画像

■ 歯根嚢胞とエナメル上皮腫

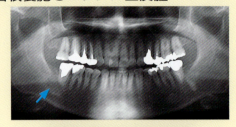
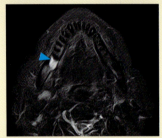
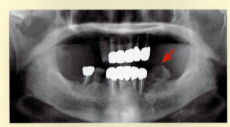
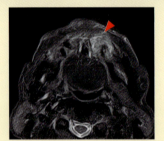
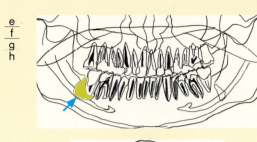
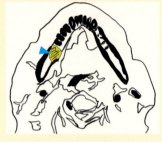
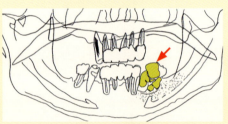
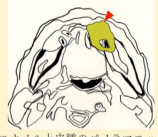

図 4-19a～h　a, b：歯根嚢胞のパノラマエックス線画像と MRI 画像．c, d：エナメル上皮腫のパノラマエックス線画像と MRI 画像．e～h：a～d の解剖図．a の画像からは下顎右側第二大臼歯の歯根膜腔は拡大し，それに連続する類円形のエックス線透過像を認める（青矢印）．b の画像からは同部に軟組織腫瘤を認める．Short-TI inversion recovery（STIR）で，病変内部は高信号を示し，均一である（青矢頭）．腫瘤内部は液性成分の貯留である．c の画像からは下顎左側小臼歯部に骨膨隆およびその内部に類円形のエックス線透過像を認める（赤矢印）．d の画像からは同部に軟組織腫瘤を認める．STIR で，病変内部は中等度の高信号を示し，若干不均一である（赤矢頭）．腫瘤内部は充実組織である．嚢胞と腫瘍が MR の信号強度より鑑別できる．

4-19）.

　一方，腫瘍性病変であれば，T2 強調画像で中等度の高信号を呈します（図 4-19）．そのため，腫瘍性病変と嚢胞性病変との鑑別に有効な情報を得ることが可能です．しかし，歯科用 CBCT 画像では病変内部の性状を数値化することは不可能で，色の相違により鑑別診断することもできません．したがって腫瘍性病変の診断に用いる際には必ずしも適切なモダリティーであるとは言えないのです．

　しかし口内法やパノラマエックス線画像に比較すれば形態を三次元的に把握することは可能であり，病変と正常構造物との境界なども判断しやすいと言えます．これらの点を前提として，嚢胞と腫瘍の歯科用 CBCT 画像もしくは CT 画像について以下に解説していきますが，前述のとおり歯科用 CBCT 画像では軟組織に発症した病変に対する診断をする

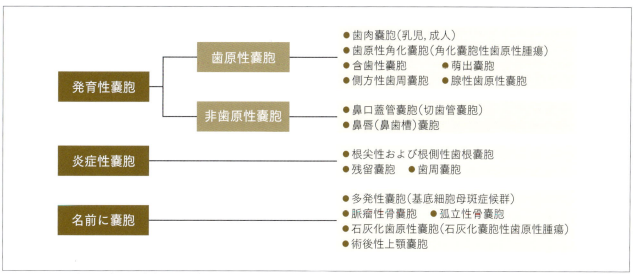

図4-20　顎骨内に発症する囊胞の分類(WHOの組織学的分類：1992より引用改変).

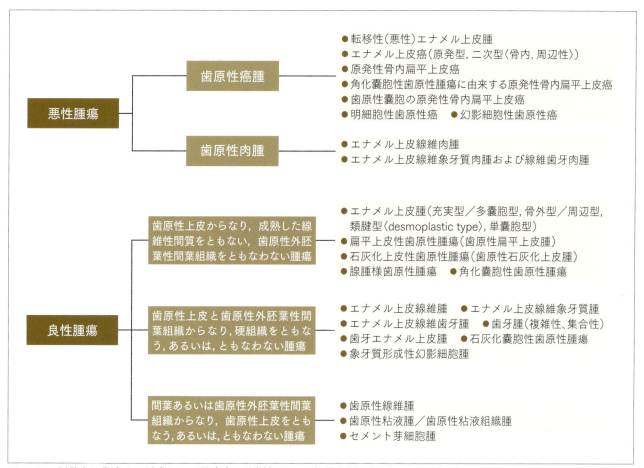

図4-21　顎骨内に発症する腫瘍および骨病変の分類(WHOの組織分類：2005より引用改変).

ことは困難ですので，ここでは顎骨内の腫瘤性病変として日常臨床で遭遇することの多い歯根囊胞，含歯性囊胞および悪性腫瘍の3つの腫瘤性病変に絞って，その特徴を説明します．

Chapter 4

歯科臨床において遭遇する代表的疾患の歯科用 CBCT 画像および CT 画像

表 4-1 顎骨内囊胞の一般的画像所見
① 単胞性の腫瘤である．
② 境界は明瞭で，辺縁形態はスムーズである．
③ 辺縁硬化像を示す．
④ 囊胞と近接している皮質骨は膨隆・菲薄化する．
⑤ 囊胞が歯間に進展した場合，両歯は離開する．
⑥ 囊胞と近接する歯根の消失は（少）ない．
⑦ 囊胞は歯間に入り込み弧状形態（帆立貝状形態）を示す．

表 4-2 顎骨内良性腫瘍の一般的画像所見
① 単胞性および多胞性の腫瘤である．
② 境界は明瞭で，辺縁形態はスムーズである．
③ 辺縁硬化像を示す．
④ 辺縁形態は弧状形態（帆立貝状形態）を示す．
⑤ 腫瘍と近接している皮質骨は膨隆・菲薄化する．
⑥ 腫瘍が歯間に進展した場合，両歯は離開する．
⑦ 腫瘍と近接する歯根はナイフエッジ状に消失する．

表 4-3 悪性腫瘍の一般的画像所見
① 単胞性および多胞性の腫瘤である．
② 境界は不明瞭で，辺縁形態にスムーズ性を欠いている．
③ 腫瘍と近接する海綿骨および皮質骨が顕著に破壊される．
④ 周囲組織に浸潤する．
⑤ 腫瘍と近接する歯根はスパイク状に消失する．

■下顎左側第一大臼歯（失活歯）の歯根囊胞

a	b	c
d	e	f

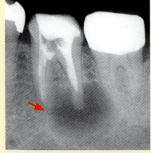
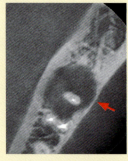
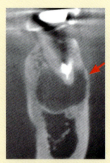
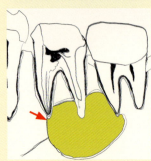
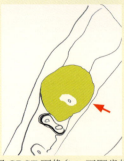
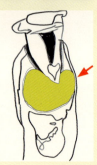

図 4-22a～f　a：口内法エックス線画像．b, c：歯科用 CBCT 画像（b：下顎歯根レベルの axial 像．c：下顎左側第一大臼歯レベルの cross section 像）．d～f：a～c の解剖図．a のエックス線画像からは下顎左側第一大臼歯の歯根膜腔は拡大し，それに連続する類円形のエックス線透過像を認める（矢印）．境界は明瞭で，辺縁形態はスムーズである．辺縁硬化像を示している．b, c の歯科用 CBCT 画像からは病変と近接する舌側皮質骨は膨隆・菲薄化しており（矢印），大きさは長径 1.2cm 程度であることがわかる．

なお図 4-20, 21 に示したのは顎骨内に発症する囊胞と腫瘍の分類です．また，ほぼすべての囊胞および腫瘍に共通する歯科用 CBCT 画像および CT 画像上の所見を表 4-1～3 に示します．

今さら聞けない歯科用CBCTとCTの読像法

■二次感染を惹起した上顎右側中切歯（失活歯）の歯根嚢胞

図4-23a～f　a：口内法エックス線画像．b, c：歯科用CBCT画像（b：上顎歯根レベルのaxial像．c：上顎右側中切歯レベルのcross section像）．d～f：a～cの解剖図．aのエックス線画像からは上顎右側中切歯の歯根膜腔は拡大し，それに連続する類円形のエックス線透過像を認める（矢印）．境界は不明瞭で，辺縁形態はスムーズ性を欠いている．b, cの歯科用CBCT画像からは病変と近接する唇側皮質骨は一部消失していることがわかる（矢印）．

1．歯根嚢胞

　顎骨中の嚢胞で，もっとも好発するものは歯根嚢胞です[1]．慢性根尖性歯周炎の1つであり，歯根肉芽腫内の炎症性刺激により上皮が増殖し内部組織の変性・壊死により嚢胞化した状態です[4]．したがって，歯根嚢胞の原因である歯は失活していなければならず，さらに画像としては歯根膜腔の拡大とそれに連続する類円形のbone defect areaとして表されます（図4-22）．長径が8mm以下の場合，歯根肉芽腫との鑑別は困難です[1]．

　それ以外はいわゆる嚢胞の典型的所見を示します．具体的には，境界は明瞭であり，辺縁形態はスムーズで，その多くは辺縁硬化像を示しています．ただし，慢性炎症が残存している場合に，二次感染が惹起されると境界は不明瞭化し，辺縁形態もスムーズ性を欠くことがあります（図4-23）．

　抜歯を行った際に歯根嚢胞の存在を見逃したために生じたものを残留嚢胞と呼び，画像所見としては，歯根尖レベルを中心に生じた類円形のbone defect areaとして描出されます（図4-24）．失活歯を抜歯する際は，不良肉芽などを適切に処理することが大切です．

2．含歯性嚢胞

　歯根嚢胞のつぎに遭遇する嚢胞は含歯性嚢胞でしょう．上下顎智歯，上顎犬歯，下顎小臼歯および正中過剰埋伏歯が好発部位です[1]．口内法やパノラマエックス線画像で歯冠を含んだ類円形または楕円形のエックス線透過像として認められます（図4-25）．CT画像でも，歯冠を含む類円形または楕円形のbone defect areaとして描出されます．

　歯嚢との鑑別ではその厚みが2.5mm以上になると嚢胞化を疑うべきです．嚢胞と近接している下顎管の壁は消失し，場合によっては偏位を示します（図4-25）．それ以外は嚢胞の典型的所見を示します．そのため，病変と近接している歯根はほとんど

Chapter 4

歯科臨床において遭遇する代表的疾患の歯科用 CBCT 画像および CT 画像

■ 上顎左側小臼歯部の残留嚢胞

a	b	c
d	e	f

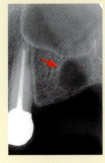 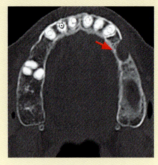 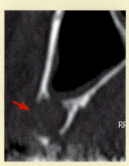
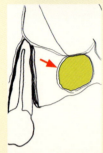 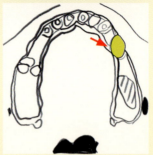 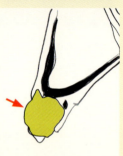

図4-24a〜f　a：口内法エックス線画像．b，c：CT画像（b：上顎歯根レベルのaxial像．c：上顎歯根小臼歯レベルのcross section像）．d〜f：a〜cの解剖図．aのエックス線画像からは欠損している上顎左側小臼歯相当部に類円形のエックス線透過像を認める（矢印）．境界は明瞭で，辺縁形態はスムーズである．辺縁硬化像を示している．b，cのCT画像からは病変と近接する頬側皮質骨は膨隆・菲薄化し（矢印），一部は消失していることがわかる．また，大きさは長径1.1cm程度であることもわかる．

■ 含歯性嚢胞

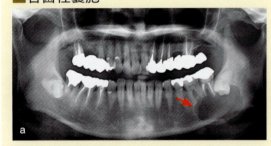 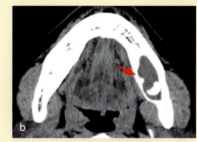 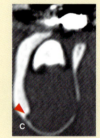
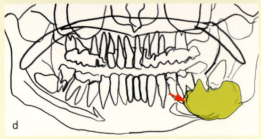 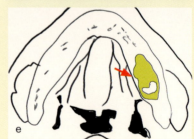 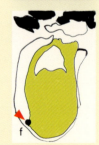

図4-25a〜f　a：パノラマエックス線画像．b，c：CT画像（b：下顎歯根レベルのaxial像．c：下顎左側智歯レベルのcross section像）．d〜f：a〜cの解剖図．aのパノラマエックス線画像からは下顎左側智歯の歯冠を含む楕円形のエックス線透過像を認める（矢印）．境界は明瞭で，辺縁形態はスムーズである．辺縁硬化像を示している．b，cのCT画像からは病変と近接する舌側皮質骨は膨隆・菲薄化し，下顎管は偏位している（矢頭）．病変の大きさは長径3.4cm程度であることがわかる．病変内部のCT値は30HUでほぼ均一である．病変内部は液性成分の貯留である（矢印）．

消失しません．歯を取り込んだ嚢胞性エナメル上皮腫との鑑別は難しいと言えます．ただし，下顎智歯に発症した場合，歯冠周囲炎が併発していることも多く，嚢胞の典型像とは異なる場合も少なくありま

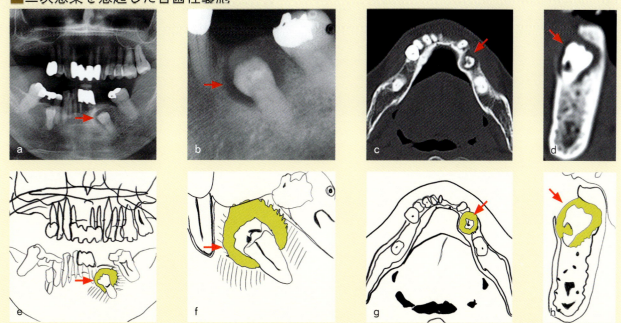

図4-26a〜h　a：パノラマエックス線画像．b：下顎左側小臼歯部の口内法エックス線画像．c, d：CT画像（c：下顎歯根レベルのaxial像．d：下顎左側小臼歯レベルのcross section像）．e〜h：a〜dの解剖図．a, bのパノラマエックス線画像および口内法エックス線画像からは下顎左側第一小臼歯の歯冠を含む類円形のエックス線透過像を認める（矢印）．境界は不明瞭で，辺縁形態はスムーズ性を欠いている．c, dのCT画像からは病変と近接する頬側皮質骨は一部消失しており，病変の大きさは長径1.1cm程度であることがわかる（矢印）．

せん（図4-26）．

　具体的には，境界の不明瞭化，辺縁形態の不規則化，辺縁硬化像の消失，皮質骨を含む周囲骨の不整消失などです（図4-26）．下顎管に近接した場合，神経症状を示すこともあります．

3．悪性腫瘍

　顎骨に発症する悪性腫瘍の割合は顎骨腫瘍の1％以下であり，その発症自体は非常に稀です．悪性腫瘍の多くはエナメル上皮癌と転移性腫瘍で占められています．同時に，顎骨に影響を及ぼす悪性腫瘍として口腔粘膜由来の悪性腫瘍（主に扁平上皮癌）による浸潤が挙げられます．

　多くの歯科医師に対して「顎骨の悪性腫瘍を考えてください」と質問すると，「歯肉癌」と回答される先生方が多くおられます．その回答の根拠として，歯肉癌は解剖学的近接度から考えて顎骨への浸潤が頻発しているため，顎骨由来の悪性腫瘍よりも高頻度の歯肉癌に遭遇する先生方が多いためかもしれません．

　そこで，この項目では歯肉癌の顎骨浸潤を中心にエナメル上皮癌，転移性腫瘍および血球系腫瘍について解説していきます．

　エナメル上皮癌は，原発型と二次型に分けられます．原発型は良性エナメル上皮腫の経過を経ずに発症するもので，二次型は経過を経て生じるものです．臨床的には二次型のものが大半を占めていて，良性エナメル上皮腫の約1％程度に起こると考えられています[5]．

　経過の長い再発例に多いため，エナメル上皮癌の好発部位は良性と同様に，下顎臼歯部および下顎枝です．ただし，好発年齢は青壮年期より10歳以上高齢となる傾向があります．CT画像としては，悪性腫瘍の特徴である境界の不明瞭化，辺縁の不規則性

Chapter 4

歯科臨床において遭遇する代表的疾患の歯科用 CBCT 画像および CT 画像

■ エナメル上皮癌

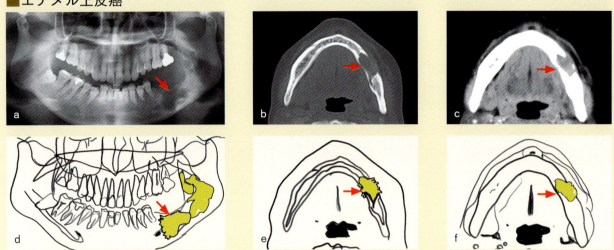

図4-27a〜f　a：パノラマエックス線画像．b, c：CT画像（b：下顎歯根尖レベルの軟組織axial像．c：下顎歯根尖レベルの硬組織axial像）．d〜f：a〜cの解剖図．患者はエナメル上皮腫の切除の既往があり，最近下口唇部を中心に知覚麻痺を示している．aのパノラマエックス線画像からは下顎左側大臼歯部に楕円形のエックス線透過像を認める（矢印）．境界は若干不明瞭で，辺縁形態はスムーズ性を欠いている．b, cのCT画像からは病変と近接する頬側皮質骨は広範囲に消失しており，病変の大きさは長径2.5cm程度であることがわかる（矢印）．病変内部のCT値は60HUで，若干不均一である．病変内部は充実組織である．

■ 下顎骨への転移性腺癌

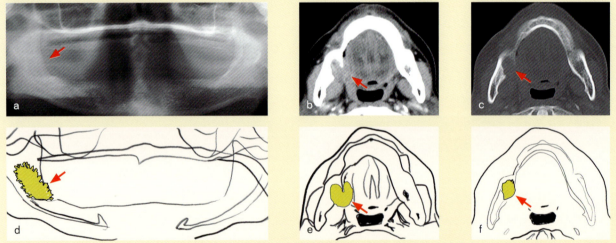

図4-28a〜f　a：パノラマエックス線画像．b, c：CT画像（b：下顎枝レベルの軟組織axial像．c：下顎枝レベルの硬組織axial像）．d〜f：a〜cの解剖図．患者は食道・胃接合部腺癌の既往があり，最近下口唇部を中心に知覚麻痺を示している．aのパノラマエックス線画像からは下顎右側臼後部にエックス線透過像を認める（矢印）．境界は不明瞭で，辺縁形態はスムーズ性を欠いている．b, cのCT画像からは病変と近接する舌側皮質骨は一部消失し，病変の大きさは長径2.5cm程度であることがわかる（矢印）．病変内部のCT値は60HUである．病変内部は充実組織である．

がみられます（図4-27）．同時に，腫瘍と近接している皮質骨は膨隆性ではなく，破壊性を示すようになります．

また悪性（転移性）エナメル上皮腫と呼ばれるものは病理組織上，良性エナメル上皮腫と同様ですが，他組織に転移を示すものです．これまでに肺や腎などの組織に転移を示すものが報告されています[6]．

転移性腫瘍は稀ではありますが，顎骨由来の悪性腫瘍としては頻度の多いものです．どのような悪性腫瘍でも生じる可能性がありますが，骨転移しやす

■上顎骨へ浸潤した悪性リンパ腫

図4 -29a～h　上顎骨へ浸潤した悪性リンパ腫.　a：パノラマエックス線画像.　b～d：CT画像(b：上顎歯根レベルの軟組織 axial像.　c：上顎歯根レベルの硬組織 axial像.　d：上顎前歯レベルの coronal像).　e～h：a～d の解剖図.　a のパノラマエックス線画像からは上顎左側前歯部から臼歯部にエックス線透過像を認める(矢印).　境界は比較的明瞭で，辺縁形態は比較的スムーズである.　b～d の CT画像からは病変と近接する頬口蓋側皮質骨は浸潤性に消失し，病変の大きさは長径5.5cm 程度であることがわかる(矢印).　病変内部の CT 値は60HU で，均一である.　病変内部は充実組織である.

い腺系の悪性腫瘍が多いのが特徴です.

　代表的転移性腫瘍には，肺癌，乳癌，腎臓癌，前立腺癌などが挙げられます.　好発部位は下顎骨の臼歯部です.　臨床症状としては，発症部の違和感，腫脹，疼痛および麻痺を示します.　とくに麻痺は重要です.　顎骨内の腫瘍や炎症が原因で二次的に口唇，歯肉，顎骨などの麻痺を示す場合，numb chin syndrome と診断します[7].

　したがって，担癌患者に口唇，歯肉，顎骨などの麻痺がみられた場合には悪性腫瘍の転移を疑う必要

があります.　画像上の特徴は，顎骨を中心に発症する悪性腫瘍の特徴を示します.　具体的には，境界は不明瞭で，辺縁形態にスムーズ性を欠く腫瘤様の bone defect area として描出されます(図4 -28).　病変と近接する海綿骨および皮質骨を激しく破壊して，周囲組織に浸潤していきます(図4 -28).　腺系の悪性腫瘍が多いため石灰化物を有することも多く，その場合，画像上不整形を示す high density structure を有します.

　顎骨は，骨髄を有しているため血球系の悪性腫瘍

Chapter 4

歯科臨床において遭遇する代表的疾患の歯科用 CBCT 画像および CT 画像

■ 多発性骨髄腫

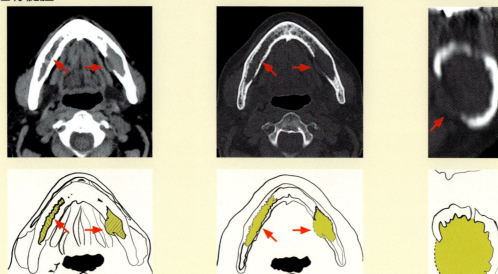

図 4-30a～f 多発性骨髄腫の CT 画像（a：下顎歯根レベルの軟組織 axial 像．b：下顎歯根レベルの硬組織 axial 像．c：下顎左側臼歯レベルの cross section 像）．d～f：a～c の解剖図．患者は多発性骨髄腫の既往があり，最近下口唇部を中心に知覚麻痺を示している．下顎両側大臼歯部にそれぞれ soft tissue density mass を認める（矢印）．境界は不明瞭で，辺縁形態はスムーズ性を欠いている．病変と近接する左側下顎骨舌側皮質骨は消失している．病変の大きさは右側のものは長径3.0cm，左側のものは2.0cm 程度である（矢印）．病変内部の CT 値は60HU で，均一である．病変内部は充実組織である．

も生じます[5,7,8]．その代表は悪性リンパ腫で，ほかの悪性腫瘍と同様，境界は不明瞭で，辺縁形態にスムーズ性を欠く腫瘤様の骨消失領域を示します（図 4-29）．悪性リンパ腫の特徴としては，皮質骨に広範囲な破壊を示すことがなく，周囲軟組織へ広がっていきます．ほかにも白血病が発症した場合，顎骨内に病的白血球が浸潤してくることで顎骨全体の骨梁が消失することもあります．この場合，歯槽硬線の消失が特徴的となります．多発性骨髄腫では，顎骨内に多発に腫瘤様骨消失領域を認めます（図 4-30）．

前述したとおり，多くの歯科医師は顎骨の悪性腫瘍として「歯肉癌」を挙げます．しかし，歯肉癌は顎骨に発症したものではなく，粘膜に発症した悪性腫瘍が顎骨に浸潤したものです．口腔の悪性腫瘍の90％以上は扁平上皮癌であり[4]．そのうち舌癌が約50～60％，歯肉癌，口腔底癌および頬粘膜癌がほぼ

10％ずつですから，歯科医師が臨床上遭遇する悪性腫瘍は舌癌，歯肉癌，口腔底癌および頬粘膜癌がほとんどであると考えられます．

歯科用 CBCT 画像は硬組織疾患が対象となるため粘膜に発症した悪性腫瘍そのものを描出することは困難です．ただし，腫瘍が大きくなり顎骨に浸潤した場合には骨消失の状態を描出することができます．粘膜に発症した悪性腫瘍のなかでもっとも顎骨への浸潤が生じやすいものは歯肉癌ですから，歯科医師に顎骨の悪性腫瘍を挙げるように質問すると「歯肉癌」という回答が多数を占めるのでしょう．

そこで，ここからは顎骨浸潤した歯肉癌の画像について解説していきます．歯肉癌は歯肉のどの部位からも発症しますが，下顎大臼歯や臼後部が好発部位です．60歳以上の男性に多く[4]，臨床的症状として，腫瘤の存在，潰瘍形成，疼痛および出血などを示します．画像所見は，腫瘤の存在している領域

88

■上顎骨へ浸潤した歯肉癌

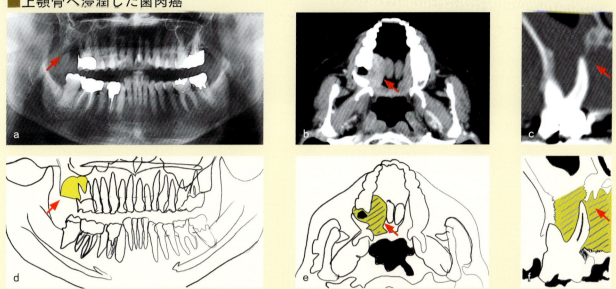

図4-31a～f　a：パノラマエックス線画像．b, c：CT画像（b：上顎歯レベルのaxial像．c：上顎右側第一大臼歯レベルのcross section像）．d～f：a～cの解剖図．aのパノラマエックス線画像からは上顎右側第一大臼歯の遠心歯槽骨に皿状のエックス線透過像を認める（矢印）．境界は不明瞭で，辺縁形態はスムーズ性を欠いている．b, cのCT画像からは病変と近接する上顎右側大臼歯口蓋側皮質骨および海綿骨は広範囲に消失し，近接する上顎右側第一大臼歯は浮遊歯様を呈している（矢印）．病変の大きさは長径3.0cm程度である．病変内部のCT値は60HUで，不均一である．病変内部は充実組織である．

■重度の辺縁性歯周炎による骨消失した下顎骨

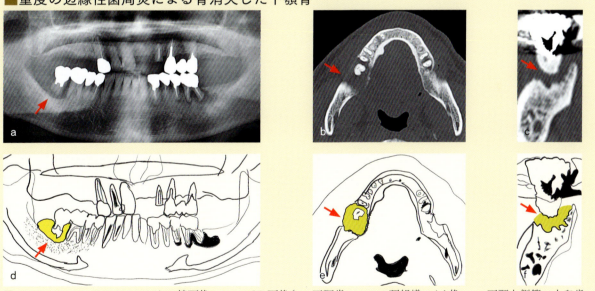

図4-32a～f　a：パノラマエックス線画像．b, c：CT画像（b：下顎歯レベルの硬組織axial像．c：下顎右側第二大臼歯レベルのcross section像）．d～f：a～cの解剖図．aのパノラマエックス線画像からは下顎右側第二大臼歯の周囲歯槽骨に不整な骨消失領域（エックス線透過像）を認める（矢印）．境界は不明瞭で，辺縁形態はスムーズ性を欠いている．b, cのCT画像からは病変と近接する下顎右側第二大臼歯は浮遊歯様を呈していることがわかる（矢印）．

に一致して皿状，杯状の骨消失が認められます（図4-31）．骨の消失に関しては，エックス線画像上でmoth-eatenタイプと呼ばれる境界が不明瞭な場合（図4-31）やpressureタイプといわれる比較的明瞭なものもみられます．

Moth-eatenタイプの場合，骨小片を表す不整な

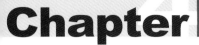
歯科臨床において遭遇する代表的疾患の歯科用CBCT画像およびCT画像

high density structureを認めることもあります．腫瘍と近接している海綿骨および皮質骨は広範囲に消失することが多いのです（図4-31）．腫瘍による骨消失にともない周囲歯槽骨を根尖レベルまで失った状態の歯を浮遊歯（floating tooth）と呼びます（図4-31）．また重度の辺縁性歯周炎でも遭遇するため（図4-32），同所見を認めた場合には，両疾患の鑑別に注意する必要があります．

歯肉癌による骨消失は腫瘍の存在と一致しているので，腫瘍の存在を確認することと，それに一致した骨消失や浮遊歯の存在が特徴となります．

一方，辺縁性歯周炎による骨消失は垂直的吸収の場合もありますが，基本的には全顎的に骨消失がみられます．両疾患の鑑別はこの所見の相違により行います．腫瘍部に存在する歯根は，良性腫瘍でみられるナイフエッジ状の消失を認めることは少なく，歯根形態が残存されたまま周囲全域の辺縁より不規則に消失させられるスパイク状の歯根吸収となります．

参考文献

1. Tanaka T, Kito S, Ishikawa A, et al. Application of CT for the study of pathology of the jaws. In CT imaing/Book 2, In Tech Open access Publisher.2011；3-5，9-19.
2. 岡野友宏，小林 馨，有地栄一郎（編集）．歯科放射線学第5版．東京：医歯薬出版．2013；243-248.
3. 金田 隆（編集）．「Q&A」で学ぶ歯科放射線学SBOs講義．東京：学建書院．2011；234-236.
4. 二階宏昌，伊集院直邦，下野正基（編）．歯学生のための病理学口腔病理編第2版．東京：医歯薬出版．1999；94-101，213-214.
5. 森本泰宏，田中達朗．下顎骨の非囊胞性病変．口腔外科・歯科領域の画像診断：放射線科医の日常臨床に役立つ知識．臨床画像（7月号）．2015；834-847.
6. Lin Y, He JF, Li ZY, et al. Ameloblastoma with varied sites of metastasis: report of two cases and literature review. J Craniomaxillofac Surg. 2014；42(5)；e301-304.
7. Yoshioka I, Shiiba S, Tanaka T, Morimoto Y, et al. The importance of clinical features and computed tomographic findings in numb chin syndrome: A report of two cases. J Am Dent Assoc. 2009；140(5)；550-554.
8. H．リック・ハーンズバーガー（著），多田信平（訳）．頭頸部画像診断ハンドブック 断層解剖から学ぶ鑑別診断．東京：メディカル・サイエンス・インターナショナル社．1999；51.

Chapter 5

本書の理解度
確認テスト
―歯科用 CBCT・
CT の基本知識と
読像法の復習―

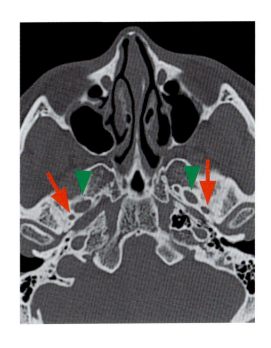

Chapter 5 本書の理解度確認テスト—歯科用 CBCT・CT の基本知識と読像法の復習—

【問題】

【問題1】
歯科用 CBCT 画像を読像する際に基本となる断層面はつぎのうちどれか.
a：Axial 像
b：Coronal 像
c：Sagittal 像
d：Cross section 像
e：Panorama 像

【問題2】
歯科用 CBCT 画像を読像する際に忘れがちであるが，注意して読像すべき領域はつぎのうちどれか.
a：患者の主訴を示す領域
b：読像者の関心領域
c：主訴や関心領域以外の描出されている領域
d：描出されていない領域

【問題3】
歯科治療を行ううえで歯科用 CBCT 画像が口内法エックス線画像より有利に同定できるものはつぎのうちどれか.
a：大臼歯の根管数
b：下顎臼歯の樋状根
c：複根歯の根尖性歯周炎における原因根
d：辺縁性歯周炎によって消失した歯槽骨の骨壁

【問題4】
歯科用 CBCT 画像で鑑別困難なものはつぎのうちどれか.
a：歯槽骨
b：エナメル質
c：象牙質
d：セメント質

【問題5】
歯根膜腔の拡大と判断すべき厚みは何 mm を超える場合か.
a：0.1mm
b：0.2mm
c：0.5mm
d：1.0mm

【問題6】
以下の4歳児のエックス線画像および歯科用 CBCT 画像中の矢印が示すものはつぎのうちどれか.

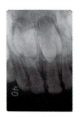
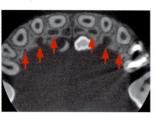
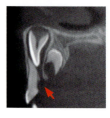
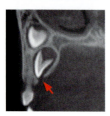

a：栄養管
b：導帯管
c：切歯管
d：リンパ管

【問題7】
以下の CT 画像中の矢印が示すものはつぎのうちどれか.

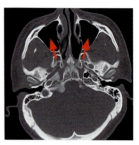
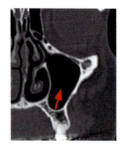

a：鼻腔
b：篩骨洞
c：上顎洞

d：前頭洞
e：蝶形骨洞

【問題8】

以下のCT画像中の黄・青矢印や黄・緑矢頭が示す低密度の線状像はつぎのうちどれか．

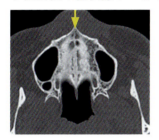
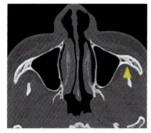
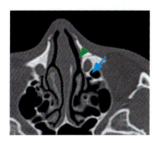

a：縫合
b：血管
c：神経
d：空洞
e：リンパ管

【問題9】

以下のCT画像中の赤矢印と緑矢頭が示すものはそれぞれつぎのうちどれか．

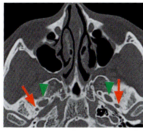

a：正円孔
b：卵円孔
c：棘孔
d：視神経管
e：上眼窩裂

【問題10】

以下の歯科用CBCT画像中の矢頭が示すものはつぎのうちどれか．

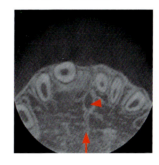
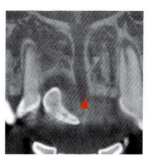
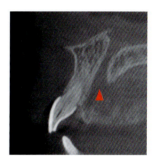

a：正円孔
b：卵円孔
c：切歯管
d：正中口蓋縫合
e：歯槽管

【問題11】

以下の歯科用CBCT画像中の矢印と矢頭が示すものはそれぞれつぎのうちどれか．

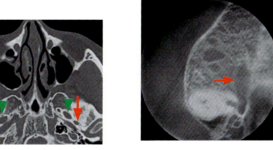
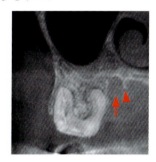

a：大口蓋孔
b：小口蓋孔
c：翼口蓋窩
d：口蓋溝
e：口蓋棘

Chapter 5

本書の理解度確認テスト―歯科用 CBCT・CT の基本知識と読像法の復習―

【問題12】

以下の歯科用 CBCT 画像中の緑矢印と緑矢頭が示すものはそれぞれつぎのうちどれか.

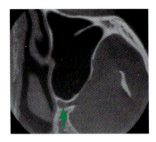
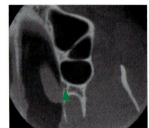
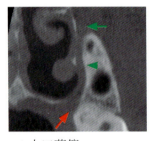
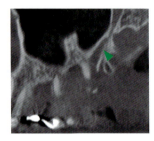

a：大口蓋管
b：小口蓋管
c：翼口蓋窩
d：横口蓋縫合
e：正中口蓋縫合

【問題13】

以下の歯科用 CBCT 画像中の赤矢印と赤矢頭が示すもの，および緑矢印が示すものはそれぞれつぎのうちどれか.

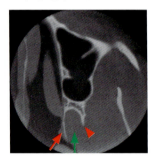

a：大口蓋孔
b：小口蓋孔
c：翼状突起
d：翼突窩
e：翼口蓋窩

【問題14】

以下の CT 画像中の矢印と矢頭が示すものはそれぞれつぎのうちどれか.

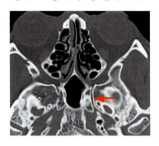
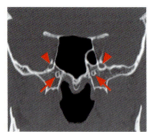
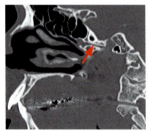

a：正円孔
b：卵円孔
c：棘孔
d：翼突管
e：翼口蓋窩

【問題15】

以下の CT 画像中の矢印と矢頭が示すものはそれぞれつぎのうちどれか.

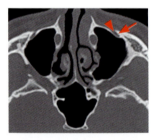
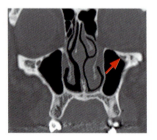

a：眼窩下孔
b：卵円孔

c：眼窩下管
d：翼突管
e：翼口蓋窩

c：下鼻甲介
d：半月裂孔
e：上鼻甲介

【問題16】
以下のCT画像中の矢印が示すものはつぎのうちどれか．

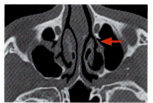
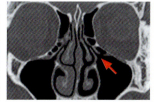
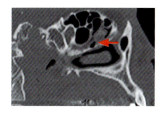

a：鼻涙管
b：中鼻甲介
c：下鼻甲介
d：半月裂孔
e：篩骨洞

【問題18】
以下のCT画像中の矢印が示すものはつぎのうちどれか．

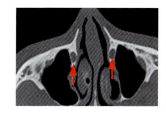
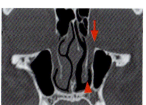
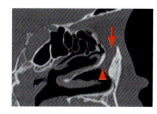

a：鼻涙管
b：中鼻甲介
c：下鼻甲介
d：半月裂孔
e：篩骨洞

【問題17】
以下のCT画像中の矢印が示すものはつぎのうちどれか．

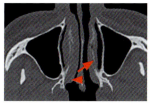
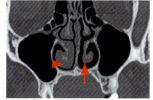
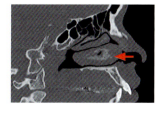

a：鼻腔
b：中鼻甲介

【問題19】
右側上顎洞を歯科用CBCTで撮影した際，矢印が示す構造物が描出された．この画像よりもっとも疑われる疾患はつぎのうちどれか．

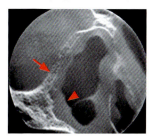
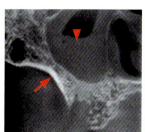

a：上顎洞癌
b：粘液貯留囊胞
c：乳頭腫
d：上顎洞炎
e：悪性リンパ腫

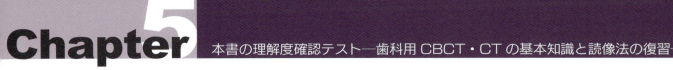

Chapter 5 本書の理解度確認テスト—歯科用 CBCT・CT の基本知識と読像法の復習—

【問題20】
　右側上顎洞を歯科用 CBCT で撮影した際，矢印が示す構造物が描出された．この構造物としてもっとも考えられるものはつぎのうちどれか．

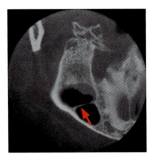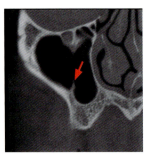

a：結石
b：異物
c：粘液貯留囊胞
d：隔壁
e：歯根

【問題21】
　右側上顎洞を歯科用 CBCT で撮影した際，矢印が示す構造物が描出された．この構造物としてもっとも考えられるものはつぎのうちどれか．

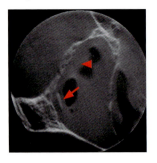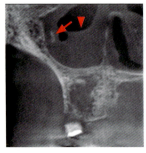

a：上顎洞の骨壁の肥厚
b：上顎洞内の血管
c：上顎洞内の隔壁
d：上顎洞の粘膜肥厚
e：上顎洞内の石灰化物

【問題22】
　上顎左側大臼歯部を歯科用 CBCT で撮影した際，矢印が示す構造物が描出された．この構造物としてもっとも考えられるものはつぎのうちどれか．

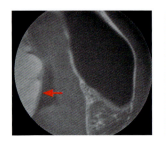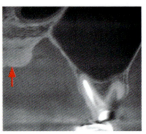

a：下鼻甲介
b：悪性腫瘍
c：骨膜反応
d：口蓋隆起

【問題23】
　上顎大臼歯部を歯科用 CBCT で撮影した際，矢印で示が示す bone defect area が描出された．この bone defect area としてもっとも考えられるものはつぎのうちどれか．

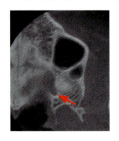

a：囊胞
b：良性腫瘍
c：悪性腫瘍
d：大口蓋孔および口蓋溝

【問題24】
　上顎大臼歯部を歯科用 CBCT で撮影した際，矢印が示す bone defect area が描出された．この bone defect area としてもっとも考えられるものはつぎのうちどれか．

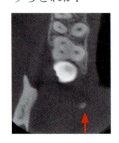

a：口蓋扁桃結石
b：異物
c：茎状突起
d：翼突鉤

【問題25】
以下の歯科用CBCT画像中の矢印が示すものはつぎのうちどれか．

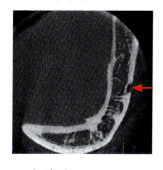
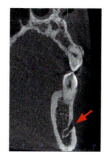

a：切歯孔
b：下顎管
c：オトガイ孔
d：半月裂孔
e：下顎孔

【問題26】
以下のパノラマエックス線画像で矢印の領域が透過性を示す原因としてもっとも考えられるものはつぎのうちどれか．

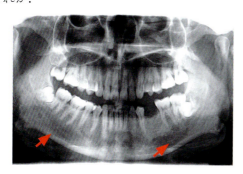

a：歯根嚢胞
b：角化嚢胞性歯原性腫瘍
c：障害陰影
d：顎下腺窩
e：顎舌骨筋線

【問題27】
以下の歯科用CBCT画像中の矢印と矢頭が示すものはそれぞれつぎのうちどれか．

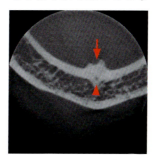
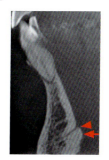

a：オトガイ結節
b：オトガイ隆起
c：オトガイ棘
d：舌孔
e：下顎隆起

【問題28】
以下の歯科用CBCT画像中の矢印と矢頭が示すものはそれぞれつぎのうちどれか．

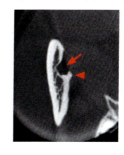
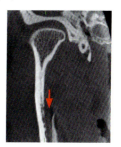
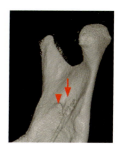

a：下顎管
b：下顎頭
c：外斜線
d：下顎孔
e：下顎小舌

Chapter 5 本書の理解度確認テスト—歯科用CBCT・CTの基本知識と読像法の復習—

【問題29】
　以下の歯科用CBCT画像中の矢印が示すものはつぎのうちどれか．

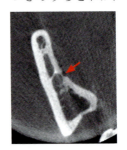
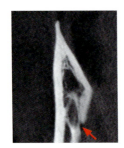
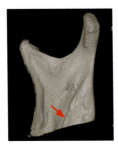

a：下顎管
b：顎舌骨筋神経溝
c：外斜線
d：下顎孔
e：下顎小舌

【問題30】
　以下の歯科用CBCT画像中の矢印が示すものはつぎのうちどれか．

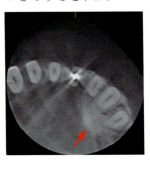
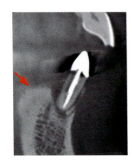

a：オトガイ結節
b：オトガイ隆起
c：下顎隆起
d：下顎切痕
e：下顎小舌

【問題31】
　以下の歯科用CBCT画像中の矢印が示すものはつぎのうちどれか．

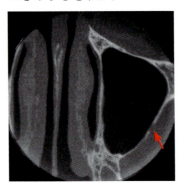

a：大口蓋管
b：小口蓋管
c：前上歯槽動脈
d：後上歯槽動脈
e：翼口蓋窩

【問題32】
　以下の歯科用CBCT画像中の矢印が示すものはつぎのうちどれか．

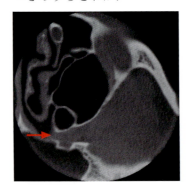

a：大口蓋管
b：小口蓋管
c：前上歯槽動脈
d：後上歯槽動脈
e：蝶口蓋管

【問題33】
　以下の歯科用CBCT画像中の矢印が示すものはつぎのうちどれか．

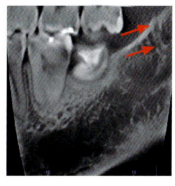
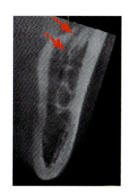

a：下顎管
b：臼後管
c：栄養管
d：舌孔
e：下顎孔

【問題34】
　以下の歯科用 CBCT 画像中の矢印が示すものはつぎのうちどれか．

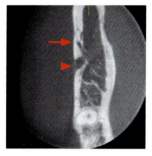
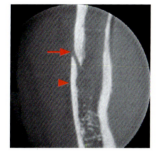
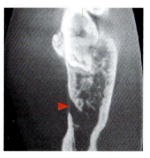
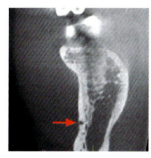

a：オトガイ孔
b：副オトガイ孔
c：栄養管
d：舌孔
e：下顎孔
f：臼後管

【問題35】
　以下の上顎骨のパノラマエックス線画像と歯科用CBCT 画像よりもっとも疑われる疾患はつぎのうちどれか．

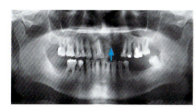
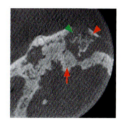
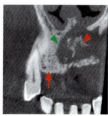

a：上顎癌
b：骨髄炎
c：上顎洞炎
d：切歯管嚢胞
e：悪性リンパ腫

【問題36】
　以下の下顎骨のパノラマエックス線画像と CT 画像より青矢頭が示す部位の変化の理由としてもっとも考えられることはつぎのうちどれか．

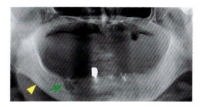
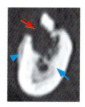
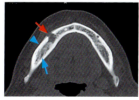

a：粗造化
b：骨硬化
c：骨膜反応
d：骨膨隆
e：骨菲薄化

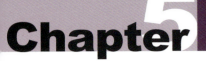

Chapter 5

本書の理解度確認テスト―歯科用 CBCT・CT の基本知識と読像法の復習―

【問題37】

以下の下顎骨の口内法エックス線画像と歯科用 CBCT 画像よりもっとも疑われる疾患はつぎのうちどれか.

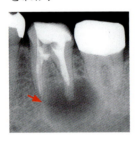
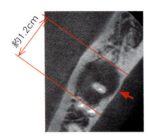
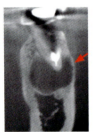

a：歯肉癌
b：歯根嚢胞
c：骨髄炎
d：角化嚢胞性歯原性腫瘍
e：エナメル上皮腫

【問題38】

以下の下顎骨のパノラマエックス線画像と CT 画像よりもっとも疑われる疾患はつぎのうちどれか. なお病変内部の CT 値は30HU でほぼ不均一である.

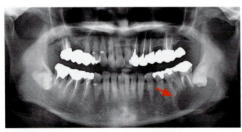
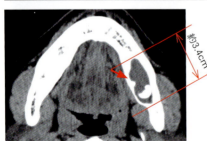
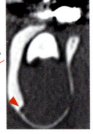

a：歯肉癌
b：歯根嚢胞
c：骨髄炎
d：含歯性嚢胞
e：エナメル上皮腫

【問題39】

以下の上顎骨のパノラマエックス線画像と CT 画像よりもっとも疑われる疾患はつぎのうちどれか. なお病変内部の CT 値は60HU で不均一である.

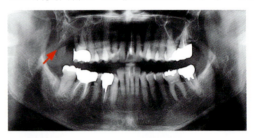
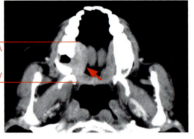
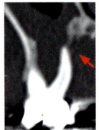

a：歯肉癌
b：歯根嚢胞
c：骨髄炎
d：含歯性嚢胞
e：エナメル上皮腫

【問題40】

インプラントの埋入の際, 歯科用 CBCT にて評価すべきことはつぎのうちどれか.

a：歯槽頂部から下顎管までの距離
b：下顎管の分枝および舌孔
c：下顎骨下縁の形態および厚み
d：上顎洞の粘膜肥厚

【正解と解説】

【問題1の正解と解説】
【正解】　a

【解説】Chapter 1のⅡ項で記載しているように基本となる断層像はaxial像である．その後，歯科医師が見慣れているpanorama像，最後にcross section像を観察すると決めておく．しかし，頭尾方向の変化はpanorama像，頬舌方向の変化はcross section像を用いるほうが優位である．そのため，ほしい情報を整理してから読像することも大切である．

【問題2の正解と解説】
【正解】　c

【解説】Chapter 1のⅢ，Ⅳ項で記載しているように患者の主訴や読像者の関心領域は第一に読像されねばならない．この部位を忘れて読像する歯科医師は少ないと思われる．一方，患者の主訴や読像者の関心領域以外でも歯科用CBCT画像中に描画されている領域は必ず確認して，病変の有無を評価しなければならない．

【問題3の正解と解説】
【正解】　a, b, c, d

【解説】Chapter 2のⅠ，Ⅱ項で記載しているように歯科用CBCT画像は詳細な三次元像を描画できるため歯科治療に必要な微細な解剖像を知らせてくれる．その代表例は選択肢に挙げた大臼歯の根管数，下顎臼歯の樋状根，複根歯の根尖性歯周炎における原因根，辺縁性歯周炎によって消失した歯槽骨の骨壁の同定などである．

【問題4の正解と解説】
【正解】　c, d

【解説】Chapter 2のⅠ，Ⅱ項で記載しているように，歯根膜腔は低密度領域(low density area)，歯槽骨，エナメル質，象牙質，セメント質は高密度領域(high density area)として認められる．ただし，歯科用CBCT画像では，象牙質とセメント質はdensityが類似しており鑑別は困難である．

【問題5の正解と解説】
【正解】　c

【解説】Chapter 2のⅡ項で記載しているように，歯根膜腔の正常の厚みは0.2mm程度であり，画像診断上0.5mmを超えている場合に拡大と判断する．根尖性歯周炎，辺縁性歯周炎および外傷にともなう歯の脱臼などが生じると歯根膜腔の拡大を認めるが，客観的な診断をするために，この診断基準を暗記しておくべきである．

【問題6の正解と解説】
【正解】　b

【解説】乳歯列期において永久歯は歯槽頂部から少し離れた歯槽骨内で徐々に形成される．ある程度歯として完成された状態で，歯根の形成とともに萌出する．永久歯には歯の形成が行われる場所から歯槽頂部まで萌出を誘導する道標が存在する．この構造は導帯管と呼ばれ，矢印のように歯科用CBCT画像で確認できる(Chapter 2・図2-10a, b, d, e参照)．

【問題7の正解と解説】
【正解】　c

【解説】上顎骨の大部分は空洞であり，空気の密度の領域が逆ピラミッド状に広がっている．矢印は上顎洞である．上顎洞は鼻腔の両側に左右対称的に2つ認められる(Chapter 2・図2-15a, b参照)．

【問題8の正解と解説】
【正解】　a

【解説】頭蓋骨と顔面骨は単一骨の複合体である．そのため，個々の骨がお互いに接している部分は線維性結合組織によって繋がっており縫合と呼ばれる．縫合はCTで骨と骨との連結部におけるエック

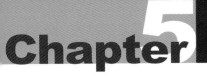

ス線低吸収線状像(low density line)として確認できる(Chapter 2・図2-18b〜d参照).

【問題9の正解と解説】
【正解】 b(緑矢頭), c(赤矢印)
【解説】卵円孔は蝶形骨大翼の後縁を頭尾方向に貫通する楕円形のbone defect areaとして(緑矢頭),その斜め後方にある類円形のbone defect areaとして棘孔が認められる(赤矢印).卵円孔は歯科臨床と関連性の深い下顎神経が交通する(Chapter 2・図2-23d参照).

【問題10の正解と解説】
【正解】 c
【解説】上顎正中部low density lineとして正中口蓋縫合(矢印)が認められる.その前方部に上顎骨を貫通する管状のbone defect areaとして切歯管(矢頭)が観察できる(Chapter 2・図2-28a〜c参照).

【問題11の正解と解説】
【正解】 d(矢印), e(矢頭)
【解説】大口蓋孔より歯槽突起底部に沿って,前方に向かう凹状のair density areaとして口蓋溝(矢印)が認められる.上顎両側第一大臼歯レベルの口蓋側歯槽突起底部に口蓋棘(矢頭)が凸状に認められる(Chapter 2・図2-33a, b参照).

【問題12の正解と解説】
【正解】 a(緑矢頭), c(緑矢印)
【解説】上顎骨の後縁と蝶形骨の小翼とのbone defect areaが翼口蓋窩(緑矢印)である.翼口蓋窩から口蓋骨に連続する管状のbone defect areaとして大口蓋管(緑矢頭)が確認できる.なお大口蓋孔(赤矢印)は楕円形のbone defect areaとして認められる(Chapter 2・図2-31a, b, d, e参照).

【問題13の正解と解説】
【正解】 c(赤矢印と赤矢頭), d(緑矢印)
【解説】蝶形骨の翼状突起は2つの突起状のhigh density structureである内側板(赤矢印)と外側板(赤矢頭)に分かれ,その後方が翼突窩(緑矢印)である(Chapter 2・図2-35a参照).

【問題14の正解と解説】
【正解】 a(矢頭), d(矢印)
【解説】蝶形骨と翼口蓋窩を繋ぐ翼突管(矢印)と正円孔(矢頭)は蝶形骨を貫通する管状のbone defect areaとして認められる(Chapter 2・図2-37a〜c参照).

【問題15の正解と解説】
【正解】 a(矢印), c(矢頭)
【解説】上顎骨の上前方は眼窩下縁を形成し,その内部を走行する眼窩下管が管状のbone defect areaとして認められる(矢印).眼窩下縁の数ミリ下方には三角形状のbone defect areaとして眼窩下孔(矢頭)が確認できる(Chapter 2・図2-38a〜c参照).

【問題16の正解と解説】
【正解】 d
【解説】中鼻道には上顎洞からの排泄口である自然孔や半月裂孔がbone defect area(矢印)として開口している(Chapter 2・図2-40a〜c参照).

【問題17の正解と解説】
【正解】 c
【解説】鼻腔側壁から連続する菲薄なhigh density structureとして下鼻甲介が確認される(矢印).なお,その周囲には一層のsoft tissue density structureとして下鼻甲介の粘膜(矢頭)も認める(Chapter 2・図2-41a〜c参照).

【問題18の正解と解説】
【正解】 a
【解説】鼻腔の外側壁に沿って頭尾方向に走行する管状のbone defect areaとして鼻涙管を認める(矢

印）．なお鼻涙管は下鼻道の前方部に開口している（矢頭）ことが確認できる（Chapter 2・図2-42a〜c参照）．

【問題19の正解と解説】
【正解】 d
【解説】上顎洞の骨壁に一層の soft tissue density structure があり（矢頭），粘膜肥厚を示している．さらに三角形状の air density area を取り囲む上顎洞後壁と底部が肥厚している（矢印）．したがって，慢性の上顎洞炎を疑う（Chapter 2・図2-44a, b 参照）．

【問題20の正解と解説】
【正解】 d
【解説】上顎洞を取り囲む骨壁より突起状に連続する板状の high density structure は隔壁（矢印）である（Chapter 2・図2-45a, b 参照）．

【問題21の正解と解説】
【正解】 e
【解説】慢性炎症の持続的刺激により形成された石灰化物（矢印）である．なお炎症により肥厚した粘膜（矢頭）も確認できる（Chapter 2・図2-46a, b 参照）．

【問題22の正解と解説】
【正解】 d
【解説】口蓋中央には凸状の high density structure がみられることがあり，これは口蓋隆起（矢印）である．臨床的意義はあまりないが，とくに顕著な場合，義歯製作の障害となるため切除する必要がある（Chapter 2・図2-30a, b 参照）．

【問題23の正解と解説】
【正解】 d
【解説】矢印の bone defect area は大口蓋孔およびそれに連続して描出された口蓋溝である．病変と誤診しないよう，正常解剖像を正確に把握しておく必要がある（Chapter 2・図2-31c 参照）．

【問題24の正解と解説】
【正解】 d
【解説】矢印の部位に認められる high density structure は翼突鉤である．実際の診断の際には翼状突起内側板との連続性を確認するべきである．そのためには，この図に示したものよりも頭側のスライスまで，あるいは矢状断像で確認すると良い（Chapter 2・図2-36a 参照）．

【問題25の正解と解説】
【正解】 c
【解説】下顎第二小臼歯の根尖相当部にみられ，頬側皮質骨を断裂する bone defect area がオトガイ孔（矢印）である（Chapter 2・図2-48a, b 参照）．

【問題26の正解と解説】
【正解】 d
【解説】下顎骨体の舌側表面で臼歯レベルを斜走する隆起状の high density line を顎舌骨筋線と呼び，顎舌骨筋がハンモック状に付着する．この下方は広範囲にわたり凹状に窪んでおり，顎下腺窩と呼ばれる（矢印）．パノラマエックス線画像では顎下腺窩が腫瘤様の透過像としてみえることがある（Chapter 2・図2-51e 参照）．

【問題27の正解と解説】
【正解】 c（矢印）, d（矢頭）
【解説】下顎骨舌側正中部に棘状に突起する high density structure がオトガイ棘である（矢印）．オトガイ棘の周囲に下顎骨舌側皮質骨を貫通する管状の bone defect area が認められ，舌孔（矢頭）と呼ばれる（Chapter 2・図2-52 a, b 参照）．

【問題28の正解と解説】
【正解】 d（矢印）, e（矢頭）
【解説】下顎枝の内側面には下顎孔が認められる（矢印）．このすぐ前方にみられる骨の high density structure が下顎小舌（矢頭）である（Chapter 2・

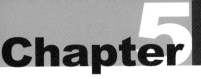

Chapter 5 本書の理解度確認テスト―歯科用CBCT・CTの基本知識と読像法の復習―

図2-53a〜c参照).

【問題29の正解と解説】
【正解】 b
【解説】下顎孔のすぐ後方には溝状のbone defect areaとして顎舌骨筋神経溝(矢印)が下前方に向かって斜走している(Chapter 2・図2-54a〜c参照).

【問題30の正解と解説】
【正解】 c
【解説】下顎両側小臼歯相当の舌側皮質骨に連続して凸状に突出したhigh density structureが認められる.これは下顎隆起(矢印)である(Chapter 2・図2-57a, b参照).

【問題31の正解と解説】
【正解】 d
【解説】後上歯槽動脈は翼口蓋窩から歯槽孔を通って上顎洞後壁を構成する骨内を走行し,上顎大臼歯や歯肉に分布する.CBCT画像では上顎洞後壁部を走行する管状のbone defect areaとして認められる(Chapter 3・図3-1b参照).

【問題32の正解と解説】
【正解】 e
【解説】蝶口蓋動脈は翼口蓋窩から蝶口蓋管を通って蝶口蓋孔から鼻腔に開口し,鼻腔外側や鼻中隔に分布する.CBCT画像では蝶口蓋管(矢印)を通って,蝶口蓋孔から開口するbone defect areaとして認められる(Chapter 3・図3-4b参照).

【問題33の正解と解説】
【正解】 b
【解説】下顎管には走行途中で分枝がみられることがある.分枝において出現頻度の高いものに下顎管が臼後部で上行して,歯槽頂部に開口する臼後管(矢印)が挙げられ,その出現頻度は約20%と報告されている(Chapter 3・図3-5 e, f参照).

【問題34の正解と解説】
【正解】 b
【解説】オトガイ孔(矢頭)から数ミリ離れた頬側皮質骨を貫通する管状のbone defect areaがみられることがある.この構造物は下顎管と連続しており副オトガイ孔(矢印)である(Chapter 3・図3-6 a〜d参照).

【問題35の正解と解説】
【正解】 b
【解説】上顎左側前歯部を中心に骨は粗造化(青矢印)および消失領域を認める(緑矢頭).その周囲歯槽骨は瀰漫性に硬化性変化しており(赤矢印),さらに骨消失領域の内部に塊状の不透過像(high density structure)を認める(赤矢頭).これは腐骨形成像である.これらの所見より骨髄炎がもっとも疑われる(Chapter 4・図4-14a〜c参照).

【問題36の正解と解説】
【正解】 c
【解説】下顎右側臼歯部を中心に骨は粗造化(緑矢印)し,その周囲の骨は瀰漫性に広がる不透過性亢進領域を認める(黄矢頭).上記領域に隣接する頬側皮質骨には骨膜反応(青矢頭)が認められる.なお周囲歯槽骨の硬化性変化(青矢印)と頬側皮質骨の一部消失(赤矢印)も確認できる(Chapter 4・図4-12a〜c参照).

【問題37の正解と解説】
【正解】 b
【解説】下顎左側第一大臼歯の歯根膜腔は拡大し,それに連続する類円形のエックス線透過像を認める(矢印).境界は明瞭で,辺縁形態はスムーズである.辺縁硬化像を示している.病変と近接する舌側皮質骨は膨隆・菲薄化している.大きさは長径1.2cm程度である.下顎左側第一大臼歯は失活している.以上の所見より歯根嚢胞がもっとも疑われる(Chapter 4・図4-22a〜c参照).

場合があるため重要である．上顎洞炎の存在は感染
のリスクになり得るため評価すべきである．

【問題38の正解と解説】
【正解】　d
【解説】下顎左側智歯の歯冠を含む楕円形のエック
ス線透過像を認める(矢印)．境界は明瞭で，辺縁形
態はスムーズである．辺縁硬化像を示している．病
変と近接する舌側皮質骨は膨隆・菲薄化し，下顎管
は偏位している(矢頭)．病変の大きさは長径3.4 cm
程度である．病変内部のCT値は30 HUでほぼ均一
であるので，病変内部は液性成分の貯留と考えられ
る．以上の所見より含歯性嚢胞がもっとも疑われる
(Chapter 4・図4 -25a〜c 参照)．

【問題39の正解と解説】
【正解】　a
【解説】上顎右側第一大臼歯の遠心歯槽骨に皿状の
エックス線透過像を認める(矢印)．境界は不明瞭で，
辺縁形態はスムーズ性を欠いている．病変と近接す
る上顎右側大臼歯口蓋側皮質骨および海綿骨は広範
囲に消失しており，また上顎右側第一大臼歯は浮遊
歯様を呈している．病変の大きさは長径3.0 cm程
度である．病変内部のCT値は60 HUで，不均一で
あるので，病変内部は充実組織と考えられる．以上
の所見より歯肉癌がもっとも疑われる(Chapter 4・
図4 -31a〜c 参照)．

【問題40の正解と解説】
【正解】　a, b, c, d
【解説】インプラントの埋入の際，歯科用CBCTを
撮影する意義は歯槽頂部から下顎管までの距離や歯
槽骨の厚さがわかるだけではない．下顎管には分枝
が存在する場合があり，その走行についても注意す
べきである．また舌孔は下歯槽動脈，舌動脈や顔面
動脈の枝が吻合する部位である．舌側皮質骨を穿孔
しての出血や血腫の一原因となりうるため重要であ
る．下顎骨下縁の形態や厚みの評価も骨粗鬆症のス
クリーニングに有効である．骨粗鬆症の存在は歯科
用インプラントを埋入する際に，過度な骨削除の誘
発やオッセオインテグレーションの不獲得を生じる

索 引
(五十音・英字の順で掲載)

あ

亜型(normal variation) ················ 56

悪性腫瘍 ···························· 81, 85

悪性(転移性)エナメル上皮腫 ·········· 86

悪性リンパ腫 ·························· 88

い

異所萌出 ···························· 50

う

う蝕 ··························· 16, 50, 66

え

永久歯列期 ························· 49

栄養管 ···························· 60

エナメル器 ························· 19

エナメル質 ························· 14

エナメル上皮癌 ····················· 85

エナメル上皮腫 ····················· 79

お

横口蓋縫合 ························· 31

黄色骨髄 ···························· 18

横洞溝 ···························· 25

オトガイ棘 ····················· 46, 58

オトガイ棘孔 ······················ 60

オトガイ結節 ······················ 44

オトガイ孔 ························· 44

オトガイ舌筋 ····················· 46, 58

オトガイ舌孔 ······················ 60

オトガイ舌骨筋 ····················· 46, 58

オトガイ隆起 ······················ 44

か

海綿骨 ···························· 18

下顎窩 ···························· 46

下顎下縁皮質骨 ····················· 52

下顎角 ···························· 46

下顎管 ···························· 46

下顎頸部 ·························· 46

下顎孔 ···························· 46

下顎骨 ···························· 22

下顎骨体 ·························· 44

下顎枝 ························· 44, 46

下顎小舌 ·························· 46

下顎神経 ·························· 26

下顎頭 ···························· 46

下顎隆起 ·························· 49

下眼窩裂 ·························· 33

顎関節 ···························· 46

顎骨骨髄炎 ……………………… 74

顎舌骨筋 ………………………… 45

顎舌骨筋神経溝 ………………… 46

顎舌骨筋線 ……………………… 45

隔壁 ……………………………… 43

下歯槽神経 ……………………… 58

下歯槽動脈 …………………… 46, 58

下唇下制筋 ……………………… 44

下垂体窩 ………………………… 29

顎下腺窩 ………………………… 45

化膿性骨髄炎 …………………… 74

下鼻甲介 …………………… 22, 36, 39

下鼻甲介の粘膜 ………………… 39

下鼻道 …………………………… 39

眼窩 …………………………… 26, 33

眼窩下縁 ………………………… 36

眼窩下管 ………………………… 36

眼窩下孔 ………………………… 36

眼窩下神経 ……………………… 36

眼窩下動脈 …………………… 36, 56

含歯性嚢胞 …………………… 81, 83

冠状縫合 ………………………… 24

関節突起 ………………………… 46

顔面動脈 ………………………… 46

間葉細胞 ………………………… 19

き

嗅神経 …………………………… 26

臼後管 …………………………… 58

頰骨 ……………………………… 22

頰骨上顎縫合 …………………… 24

頰粘膜癌 ………………………… 88

棘孔 ……………………………… 27

金属アーチファクト …………… 70

筋突起 …………………………… 46

け

頸静脈孔 ………………………… 30

頸動脈管 ………………………… 27

こ

口蓋棘 …………………………… 33

口蓋溝 …………………………… 33

口蓋骨 …………………………… 22

口蓋突起 ………………………… 31

口蓋隆起 ………………………… 33

口角下制筋 ……………………… 44

硬化性骨髄炎 …………………… 74

口腔底癌 ………………………… 88

口腔内常在菌 …………………… 68

後上歯槽動脈 …………………… 56

後頭顆 …………………………… 30

後頭蓋窩 ………………………… 26

後頭骨 …………………………… 22

口輪筋 …………………………… 44

弧状形態 ………………………… 82

INDEX

骨芽細胞……………………………… 19

骨髄………………………………… 18

骨髄炎……………………………… 68

骨腫………………………………… 63

骨性癒着…………………………… 53

骨粗鬆症…………………………… 52

骨膜反応…………………………… 77

骨隆起………………………… 33，63

骨梁………………………………… 18

根管………………………………… 14

根尖性歯周炎……………………… 68

混合感染…………………………… 74

混合歯列期………………………… 49

さ

残留囊胞…………………………… 83

し

歯牙腫……………………………… 22

歯牙年齢…………………………… 19

歯冠周囲炎…………………… 68，73

篩孔………………………………… 26

篩骨………………………………… 22

篩骨洞……………………………… 23

篩骨蜂巣…………………………… 23

歯根肉芽腫………………………… 69

歯根囊胞………… 69，79，81，83

歯根膜……………………………… 14

歯根膜腔…………………………… 17

歯周炎……………………………… 68

歯小囊……………………………… 19

矢状縫合…………………………… 24

視神経管…………………………… 26

歯髄壊死…………………………… 68

歯髄腔……………………………… 15

自然孔……………………………… 37

歯槽硬線…………………………… 17

歯槽骨………………………… 14，17

質的診断…………………………… 10

歯堤………………………………… 19

歯肉………………………………… 19

歯肉癌………………………… 85，88

歯肉膿瘍…………………………… 68

歯乳頭……………………………… 19

歯囊………………………………… 20

歯胚………………………………… 19

脂肪髄……………………………… 18

斜線………………………………… 45

上顎骨……………………………… 22

上顎洞………………………… 23，40

上顎洞炎…………………………… 38

上顎洞結石………………………… 63

上顎洞後壁………………………… 56

上顎洞前壁………………………… 56

上眼窩裂…………………………… 26

小口蓋管…………………………… 33

小口蓋孔 …………………………………… 33

小口蓋動脈 ………………………………… 56

上矢状洞溝 ………………………………… 25

小泉門 ……………………………………… 24

上鼻甲介 …………………………………… 36

鋤骨 ………………………………………… 22

す

スニチニブ ………………………………… 77

スパイク状 ………………………………… 82

せ

正円孔 ………………………………… 26, 35

正常排泄経路 ……………………………… 37

成人および高齢者における歯や顎骨の状態… 49

正中口蓋縫合 ………………………… 24, 31

赤色骨髄 …………………………………… 18

脊髄 ………………………………………… 29

舌下神経管 ………………………………… 30

舌下腺窩 …………………………………… 46

舌癌 ………………………………………… 88

舌孔 …………………………………… 46, 58

舌骨 ………………………………………… 22

切歯管 ………………………………… 32, 47

切歯枝 ………………………………… 47, 58

舌側孔 ……………………………………… 60

舌動脈 ……………………………………… 46

セメント芽細胞 …………………………… 19

セメント質 ………………………………… 14

線維芽細胞 ………………………………… 19

前上歯槽動脈 ……………………………… 56

前床突起 …………………………………… 26

前頭蓋窩 …………………………………… 26

前頭骨 ……………………………………… 22

前頭上顎縫合 ……………………………… 24

前頭洞 ……………………………………… 23

前頭鼻骨縫合 ……………………………… 24

そ

象牙質 ……………………………………… 14

造血骨髄 …………………………………… 18

側頭(筋)陵 ……………………………… 63

側頭骨 ……………………………………… 22

側頭骨岩様部 ……………………………… 31

咀嚼筋間隙 ………………………………… 40

存在診断 …………………………………… 10

た

大口蓋管 …………………………………… 33

大口蓋孔 …………………………………… 33

大口蓋動脈 ………………………………… 56

大後頭孔 …………………………………… 29

大泉門 ……………………………………… 24

脱灰 ………………………………………… 66

多発性骨髄腫 ……………………………… 88

多胞性 ……………………………………… 82

INDEX

タマネギの皮状 ………………………… 77

単胞性 ……………………………………… 82

ち

中硬膜動脈溝 …………………………… 25

中頭蓋窩 ………………………………… 26

中鼻甲介 ………………………………… 36

中鼻道 …………………………………… 37

蝶頬骨縫合 ……………………………… 24

蝶形口蓋孔 ……………………………… 39

蝶形骨 ……………………………… 22, 34

蝶形骨洞 ………………………………… 23

蝶形骨大翼 ……………………………… 27

蝶形骨の翼状突起（内側板, 外側板）……… 34

蝶口蓋管 ………………………………… 57

蝶口蓋動脈 ……………………………… 56

蝶前頭縫合 ……………………………… 24

て

低体重児出産 ……………………… 71, 73

デノスマブ ……………………………… 77

転位性腫瘍 ………………………… 85, 86

と

樋状根 …………………………………… 16

導帯管 …………………………………… 20

頭頂骨 …………………………………… 22

糖尿病 ……………………………… 71, 73

特異性菌（結核, 梅毒, 放線菌）…………… 74

な

内頸動脈 ………………………………… 27

ナイフエッジ状 ………………………… 82

に

二次感染 ………………………………… 83

二腹筋窩 ………………………………… 46

の

囊胞性エナメル上皮腫 ………………… 84

は

白線 ……………………………………… 17

白血病 …………………………………… 88

半月裂孔 ………………………………… 37

ひ

鼻骨 ……………………………………… 22

鼻骨上顎縫合 …………………………… 24

鼻骨縫合 ………………………………… 24

皮質骨 …………………………………… 18

ビスフォスフォネート製剤 …………… 74,77

鼻中隔 ………………………………… 56,57

鼻道 ……………………………………… 36

鼻涙管 …………………………………… 39

ふ

部位診断 …………………………………… 10

フェネストレーション ……………………… 69

副オトガイ孔 ………………………… 44, 58

副鼻腔 ……………………………………… 37

腐骨 ………………………………………… 75

浮遊歯(floating tooth) …………………… 90

ブフーク …………………………………… 71

分子標的薬 ………………………………… 77

へ

ベバシズマブ ……………………………… 77

辺縁硬化像 ………………………………… 83

辺縁性歯周炎 ………………………… 68, 71

扁平上皮癌 ………………………………… 88

ほ

縫合 ………………………………………… 24

萌出不全 …………………………………… 50

萌出力 ……………………………………… 50

帆立貝状形態 ……………………………… 82

ま

慢性硬化性骨髄炎 ………………………… 69

や

薬剤関連顎骨壊死(Medication-related osteonecro-
sis of the jaws:MRONJ) ………………… 77

よ

翼口蓋窩 …………………………… 26, 33

翼突窩 ……………………………………… 34

翼突管 ……………………………… 33, 35

翼突鉤 ……………………………………… 35

ら

ラムダ縫合 ………………………………… 24

卵円孔 ……………………………………… 26

り

鱗状縫合 …………………………………… 24

隣接面う蝕 ………………………………… 50

る

涙骨 ………………………………………… 22

涙骨上顎縫合 ……………………………… 24

英字

A

Axial 像 ………………………………………… 8

C

Cross section 像 …………………………… 8

G

Gardner 症候群 …………………………… 63

Garre's 骨髄炎 …………………………… 77

INDEX

H

Hertwig 上皮鞘 ················· 19

High density line ················· 17

L

Low density area ················· 17

M

Moth-eaten タイプ ················· 89

Multi-planar reconstruction(MPR 法)············ 8

N

Numb chin syndrome ················· 87

P

Panorama 像 ················· 8

Pressure タイプ················· 89

S

S 状洞溝················· 25

T

Temporal crest canal ················· 63

V

Volume rendering 法················· 14

監著者略歴

森本泰宏（もりもと　やすひろ）
九州歯科大学歯科放射線学分野教授

1991年　九州歯科大学歯学部歯学科卒業
1995年　九州歯科大学大学院修了
1995年　九州歯科大学助手
1998年　九州歯科大学講師
2003年　九州歯科大学助教授
2006年　九州歯科大学歯科放射線学分野教授
現在に至る

所属学会・資格など
日本歯科放射線学会（専門医・指導医），日本口腔診断学会（認定医・指導医），日本顎関節学会（専門医・指導医），日本外傷歯学会（認定医・指導医），北九州医工学術者協会，九州歯科学会，第一種放射線取扱主任者

金田　隆（かねだ　たかし）
日本大学松戸歯学部放射線学講座教授

1986年　日本大学松戸歯学部卒業
1986年　日本大学松戸歯学部放射線学講座助手
1993年　日本大学松戸歯学部放射線学講座講師
1996年　米国ハーバード大学医学部, Massachusetts Eye and Ear Infirmary 放射線科研究員ならびに Massachusetts General Hospital 放射線科研究員
1999年　日本大学松戸歯学部放射線学講座教授
現在に至る

所属学会・資格など
日本歯科放射線学会（専門医・指導医），日本顎関節学会（専門医・指導医），日本口腔インプラント学会（基礎系指導医），日本医学放射線学会，日本画像医学会，日本磁気共鳴学会, Radiological Society of North America, International Association of Dento-Maxillo-Facial Radiology

著者一覧

田中達朗（九州歯科大学歯科放射線学分野・准教授）
鬼頭慎司（九州歯科大学歯科放射線学分野・講師）
小田昌史（九州歯科大学歯科放射線学分野・助教）
松本　忍（九州歯科大学歯科放射線学分野・助教）
徳永悟士（日本大学松戸歯学部放射線学講座・助手）
原　慶宜（日本大学松戸歯学部放射線学講座・助手）

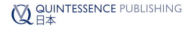

今さら聞けない歯科用 CBCT と CT の読像法
—三次元でみる顎顔面領域の正常画像解剖と疾患—

2017年2月10日　第1版第1刷発行

監 著 者　森本泰宏／金田　隆
　　　　　もりもとやすひろ　かねだ　たかし

発 行 人　北峯康充

発 行 所　クインテッセンス出版株式会社
　　　　　東京都文京区本郷3丁目2番6号　〒113-0033
　　　　　クイントハウスビル　電話(03)5842-2270(代表)
　　　　　　　　　　　　　　　　　(03)5842-2272(営業部)
　　　　　　　　　　　　　　　　　(03)5842-2279(編集部)
　　　　　web page address　http://www.quint-j.co.jp/

印刷・製本　サン美術印刷株式会社

©2017　クインテッセンス出版株式会社　　　禁無断転載・複写
Printed in Japan　　　　　　　　　　　　落丁本・乱丁本はお取り替えします
ISBN978-4-7812-0540-3　C3047　　　　　定価は表紙に表示してあります

ATLASで学ぶ 歯科用コーンビームCT診断のポイント64

わかりやすい64項目の診断ポイントが歯科用CBCTの導入と活用に役立つ!

診査・診断こそ歯科診療のすべての根底をなす．
三次元診断ができるCT画像は，現在の歯科臨床に必要不可欠なものとなった．

1章では，導入として歯科用コーンビームCT（CBCT）の仕組みとその特徴の解説を行う．
つづいて2章では，歯科医師の日常臨床でとくにCBCT診断が有用な
歯周治療，歯内療法，小外科・抜歯，矯正治療と
インプラント3項目（上顎前歯部，上顎臼歯部，下顎前・臼歯部）の計7項目にわけ，
診査・診断の勘所を豊富な症例写真によりATLAS形式で解説．

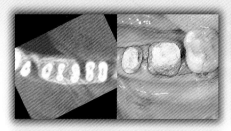
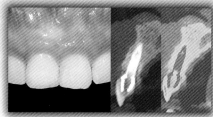
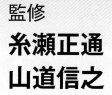
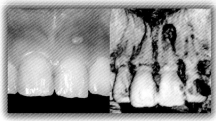
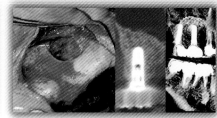

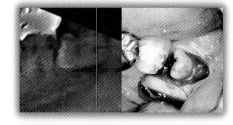
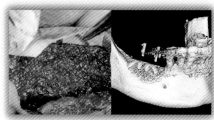
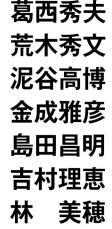
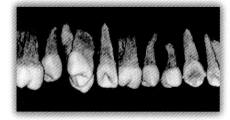
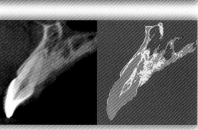

監修
糸瀬正通
山道信之

著
水上哲也
安東俊夫
葛西秀夫
荒木秀文
泥谷高博
金成雅彦
島田昌明
吉村理恵
林　美穂
柳　智哉

QUINTESSENCE PUBLISHING 日本

●サイズ：A4判変型　●180ページ　●定価　本体14,000円（税別）

クインテッセンス出版株式会社
〒113-0033　東京都文京区本郷3丁目2番6号　クイントハウスビル
TEL. 03-5842-2272（営業）　FAX. 03-5800-7592　http://www.quint-j.co.jp/　e-mail mb@quint-j.co.jp

パノラマやデンタルでは
診断困難なケース33症例を掲載

デンタルCTで読み解く症例の真実

誤診回避のための3D画像診断

鎌田 仁／稲垣将文 共著

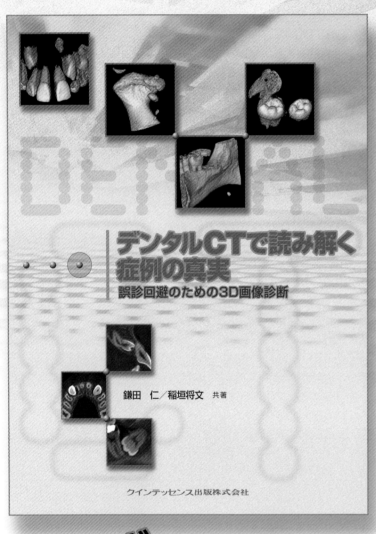

CONTENTS

I　基礎編
- デンタルCTとは
- 断層面理解のために

II　臨床編
- 埋伏智歯
  - ・歯根形態異常
  - ・隣在歯の歯根吸収
  - ・知覚麻痺
- 偶発症
  - ・後出血
  - ・歯根迷入
- 埋伏歯
- 埋伏過剰歯
- 顎骨嚢胞
- 顎骨内異物
- 上顎洞内異物
- 外傷歯
- 顎骨腫瘍
  - ・セメント質腫
  - ・歯牙腫の疑い
  - ・悪性腫瘍
- 顎関節疾患
  - ・周囲の異物
  - ・形態異常
- 歯の形態異常
- その他
  - ・唾石
  - ・腐骨による下唇麻痺

「なるほど、そうだったのか！！」

三次元画像が明かす症例の真実

●サイズ：A4判変型　●92ページ　●定価　本体6,000円（税別）

QUINTESSENCE PUBLISHING 日本

クインテッセンス出版株式会社
〒113-0033　東京都文京区本郷3丁目2番6号　クイントハウスビル
TEL 03-5842-2272（営業）　FAX 03-5800-7592　http://www.quint-j.co.jp/　e-mail mb@quint-j.co.jp